W0185701

BUNTE BOWLS

So viel Vitamine in einer Schüssel

SOPHIA KLEIN

Inhaltsverzeichnis

Bowls, so viel Vitamine in einer Schüssel

Vitamine klingt schon nicht schlecht, doch was sind diese Bowls genau? Laut Übersetzung aus dem Englischen handelt es sich um Schüsseln. Genau diese Schüsseln sind gefüllt mit herrlichen und gesunden Leckereien. Viele kennen Bowls nur als Smoothie,- oder Frühstücks Bowl. Doch gerade für leckere Mittagessen und Abendessen eignen sich die Bowls ebenso. In einer Bowl befindet sich eine komplette Mahlzeit. Von der Sättigungsbeilage über den Vitaminanteil bis hin zum gewissen Etwas, welches das Gericht verfeinert - die Bowl ist ein kleines aber feines Komplettangebot.

Die bunten, leckeren Gerichte in der Schüssel sind mittlerweile unter klingenden Namen wie Buddha Bowl, Good Life Bowl, Regenbogen Bowl oder auch Hippie Bowl bekannt. Diese Bezeichnungen verraten bereits etwas über die Zusammensetzung. Eine Bowl ist vielseitig und farbenfroh. Sie deckt idealerweise den benötigten Bedarf an Vitaminen, Mineralstoffen und Ballaststoffen ab. Eisen, Zink und vieles mehr steckt in den Schüsseln, die gesund sind, toll aussehen und himmlisch schmecken. Wichtig ist, dass im Gegenteil zum Eintopf alle Komponenten einzeln angerichtet werden. So wird auch die große Varietät der einzelnen Gerichte sichtbar.

Die perfekte Bowl besteht aus guten Kohlenhydraten, welche die Basis schaffen. Hierfür kannst Du Naturreis, roten Reis, Buchweizen, Dinkel, Quinoa und vieles mehr verwenden. Dressings und Saucen sorgen für mehr Geschmack und dienen als Eiweißlieferant. Hier verwendest Du vorrangig Milchprodukte, aber auch Sojamilch, Tofunäse und mehr. Als Topping fungieren frische Früchte, Rohkost, Gemüse. Ebenfalls tolle und wichtige Proteinlieferanten sind Hülsenfrüchte wie Kichererbsen, Bohnen, Mais und Erbsen. Du siehst also, in diesen kleinen Schüsseln vereinen sich alle Nährstoffe, die Du für ein gesundes Leben benötigst.

Wichtig ist ebenfalls, dass Du frische und möglichst unbearbeitete Zutaten verwendest. Achte auf eine gute Qualität Deiner Nahrungsmittel. Das Besondere an diesen Bowls ist aber auch, dass sie fürs Auge absolut ansprechend angerichtet werden. Sie sind kleine Kunstwerke und es gilt das Motto: Je bunter je besser.

Bowls gab es schon immer. Gerade wenn es schnell gehen musste, wurden alle Zutaten in eine kleine Schüssel gegeben und gegessen. Der Unterschied zu den Bowls von heute ist, dass diese eben auch optisch etwas Besonderes sind. Bowls sind kleine Seelen-Streichler und können absolut als gesundes und schmackhaftes Soul-Food bezeichnet werden.

10 Tipps, wie Du schnell eine tolle Bowl zaubern kannst

- Bereite Dir alles gut vor. Viele Lieferanten für Kohlenhydrate müssen gekocht werden, oder sollen quellen. Dies geschieht, während Du Obst und Gemüse schneidest.
- Verwende immer ein scharfes Messer, das spart Dir viel Zeit.
- Hab immer einen Messbecher oder einen Messlöffel bereit. So musst Du nicht alle Lebensmittel penibel mit der Waage abmessen.
- Sei flexibel. Auch wenn im Rezept Wildreis verwendet wird, kannst Du zu rotem Reis oder Quinoa greifen. Statt Quark kannst Du Joghurt oder Skyr verwenden - Hauptsache Dir schmeckt es.
- Bewahre Deine Lebensmittel für Toppings in durchsichtigen Dosen auf. So siehst Du stets, was Du an schwarzem und weißem Sesam, Kleie, Kokosraspeln und mehr zur Verfügung hast.
- Hab immer getrocknete oder frisch gehackte Kräuter zur Hand. Du kannst diese auch portionsweise einfrieren.
- Deine Nüsse, Samen und Kerne kannst Du bequem im Mörser zerkleinern. Das ist einfacher, als sie zu hacken.
- Verwende für die Rohkost eine qualitativ hochwertige Gemüseraspel. Schöne Gemüsestreifen erhältst Du auch mit einem herkömmlichen Kartoffel-Schäler.
- Hab keine Angst vor fremden Gewürzen. Hier kannst Du nach Lust und Laune experimentieren.
- Ein Wasserkocher ist toll, wenn Du rasch heißes Wasser benötigst, damit Dein Getreide quellen kann.

Das vielleicht wichtigste aber ist, richte Deine Bowl ansprechend an. Garniere und dekoriere Deine Bowl, als wäre Sie der nächste Star Deines Instagram Fotos. Das Auge isst ja bekanntlich mit und ein Augenschmaus ist gleichzeitig auch ein Gaumenschmaus.

Kleine Warenkunde

Quinoa ist ein sogenanntes Superfood und dient daher gerne als Grundlage für Bowls. Quinoa enthält die Aminosäure Lysin, die für den Körper sehr wichtig ist. Auch ist Quinoa reich an Vitamin B12, Eisen, Magnesium, Mangan und Antioxidantien.

Amaranth bietet ebenfalls die geballte Ladung an Zink, Magnesium, Kalium, Kalzium, Mangan und Vitamin C, B2 und B6.

Buchweizen ist ebenfalls ein Superfood und bietet Dir viele Enzyme, Vitalstoffe, Mineralien und leicht verdauliche Proteine. Buchweizen ist zudem glutenfrei und lektinfrei und hilft den Blutzuckerspiegel und das Cholesterin zu regulieren.

Dinkel enthält die Aminosäuren Tyrosin und Tryptophan, ebenso Magnesium, Zink und Eisen.

Kichererbsen sind ebenfalls beliebt für Bowls. Sie bieten Folsäure, Vitamin B1 and B6, Magnesium, Eisen und Lysin.

Verfeinert werden diese Zutaten mit frischem Obst und Gemüse und somit hast Du Deinen Bedarf mit einer Bowl perfekt abgedeckt.

Nun wollen wir Dich nicht mehr länger hinhalten, sondern starten mit unseren vielseitigen Rezepten. Wir haben für Dich Bowls zum Frühstück, zum Mittagessen und zum Abendessen vorbereitet. Du findest unter unseren 100 Rezepten für außergewöhnliche und schmackhafte Bowls auch Anregungen für Zwischenmahlzeiten und Snacks. In diesem Sinne sagen wir: "An die Schüssel, fertig, los und viel Spaß beim Zubereiten und Schlemmen!"

Bunte Frühstück Bowls für einen gesunden Start in den Tag

Mango Smoothie Bowl

Kalorien: 321,1 kcal | Eiweiß: 19,7 Gramm | Fett: 16,4 Gramm | Kohlenhydrate: 21,4 Gramm

Für eine Bowl benötigst Du:

2 EL Weizenkleie | 1/4 Mango | 100 Gramm Quark | 1 Prise Himalaya Salz | 1 TL Sesam schwarz | 1 EL Kokosraspeln geröstet | 3 Scheiben Kiwi | 1 EL Pekannüsse gehackt | 2 Spalten Mango

Zubereitung:

Die Weizenkleie mit der 1/4 Mango, dem Quark und dem Salz im Mixer pürieren und in die Bowl füllen. Für 10 Minuten quellen lassen. Eine Hälfte der Bowl mit schwarzem Mango, die andere mit den gerösteten Kokosraspeln bestreuen. Mit den Kiwi Scheiben und den Mango Spalten belegen und alles mit den Pekannüssen garnieren.

Schoko Bananen Bowl

Kalorien: 278,2 kcal | Eiweiß: 16 Gramm | Fett: 9,9 Gramm | Kohlenhydrate: 29,5 Gramm

Für eine Bowl benötigst Du:

2 EL Haferkleie | 100 Gramm Frischkäse | 1/2 TL Kakao | 1 Prise Zimt | 1 Prise Himalaya Salz | 1/2 Banane | 1 EL Mandeln geröstet | 1 EL Schokoraspeln zartbitter | 1 EL Brunnenkresse | 1 kleine Prise Chili

Zubereitung:

Die Haferkleie mit dem Frischkäse, Kakao, Zimt und Himalaya Salz mixen und in die Schüssel füllen. Für 15 Minuten quellen lassen. Die Banane un Scheiben schneiden und verteilen. Eine Hälfte der Bowl mit den Mandeln, die andere Hälfte mit den Schokoraspeln bedecken. Mit der Brunnenkresse bestreuen und mit der Prise Chili in der Mitte für einen farblichen und geschmacklichen Akzent sorgen.

Knusper-Müsli Bowl

Kalorien: 337,5 kcal | Eiweiß: 13 Gramm | Fett: 16,3 Gramm | Kohlenhydrate: 32,4 Gramm

Für eine Bowl benötigst Du:

2 EL Haferkleie | 100 Gramm Joghurt | 50 Gramm Blaubeeren | 1 EL Walnüsse gehackt | 1 EL Haselnüsse gehackt | 1 EL Sojaflocken | 1 EL Honig | 1 Prise Himalaya Salz | 1/4 Birne geraspelt

Zubereitung:

Die Haferkleie mit dem Joghurt verrühren, in die Bowl füllen und 10 Minuten quellen lassen. Die Blaubeeren vorsichtig unterheben. Die Nüsse und Flocken in einer Pfanne ohne Fett knusprig anrösten und auf er Bowl verteilen. Mit Honig beträufeln, mit Salz bestreuen und im Zentrum die geraspelte Birne dekorativ verteilen.

Stachelbeeren Bowl

Kalorien: 275,6 kcal | Eiweiß: 15,7 Gramm | Fett: 11,9 Gramm | Kohlenhydrate: 24,5 Gramm

Für eine Bowl benötigst Du:

2 EL Haferkleie | 100 Gramm Skyr | 1 EL Basilikum gehackt | etwas Süßstoff | 4 Stachelbeeren | 1 Erdbeere | 1 Aprikose | 1 EL Mandelblättchen geröstet

Zubereitung:

Die Haferkleie mit dem Skyr verrühren, nach Bedarf mit Süßstoff süßen, 10 Minuten quellen lassen und in die Schüssel füllen. Den Basilikum vorsichtig unterheben und die Stachelbeeren halbieren. Diese auf einer Hälfte der Bowl verteilen. Die Erdbeere und die Aprikose blättrig schneiden und in der anderen Hälfte in Fächerform auflegen. In der Mitte der Bowl die Mandelblättchen verteilen.

Bowl mit Früchten aus dem Beerengarten

Kalorien: 218,3 kcal | Eiweiß: 5,3 Gramm | Fett: 9,2 Gramm | Kohlenhydrate: 21,1 Gramm

Für eine Bowl benötigst Du:

2 EL Haferkleie | 100 ml Hafermilch | 1 TL Honig | etwas Abrieb einer Bio Limette | 1 Prise Himalaya Salz | 1 Erdbeere | 20 Gramm schwarze Johannisbeeren | 20 Gramm Himbeeren | 20 Gramm Brombeeren | 1 TL heller Sesam geröstet | 1 TL Sauerrahm

Zubereitung:

Die Haferkleie mit der Hafermilch, dem Honig, Abrieb und dem Himalaya Salz verrühren, 10 Minuten quellen lassen und in die Bowl füllen. Die Erdbeere klein würfeln und in einer Hälfte der Schüssel verteilen. Mit dem hellen Sesam mittig eine Linie ziehen. Jeweils mit den restlichen Beeren schöne Felder der Schüssel bedecken. Die Bowl mittig mit dem Sauerrahm garnieren und genießen.

Bowl mit Pflaumen und Ingwer

Kalorien: 298,7 kcal | Eiweiß: 13 Gramm | Fett: 14,2 Gramm | Kohlenhydrate: 27,6 Gramm

Für eine Bowl benötigst Du:

2 EL Sojaflocken | 100 ml Sojamilch Schokogeschmack | 1 Prise Kardamom | 1 Messerspitze Ingwer gerieben | 3 Pflaumen | 1 EL Walnüsse geröstet | 2 EL Granatapfel-Kerne | 10 Gramm Ziegenkäse

Zubereitung:

Die Sojaflocken mit der Sojamilch verrühren und für 15 Minuten quellen lassen. Mit Kardamom und Ingwer abschmecken und in die Bowl füllen. Die Pflaumen vierteln und kreisförmig am Rand der Bowl verteilen. Mit den gerösteten Walnüssen einen kleineren Kreis ziehen und diesen mit den Kernen des Granatapfels ausfüllen. Den Ziegenkäse zerbröckeln und auf der Bowl verteilen. Du kannst die Bowl nach Wunsch noch mit einigen Tropfen Limettensaft besprenkeln.

Süße, orientalische Dattel Bowl

Kalorien: 346,7 kcal | Eiweiß: 9,6 Gramm | Fett: 6,6 Gramm | Kohlenhydrate: 59,9 Gramm

Für eine Bowl benötigst Du:

50 Gramm Couscous | 50 ml heiße Milch | 1 Prise Currypulver gelb | 1 Spritzer Süßstoff oder Zucker | etwas Abrieb einer Bio Orange | 1 Prise Anis-Pulver | 3 Datteln | 1/2 Pfirsich | 1 EL Mandeln | 1 TL Melisse gehackt

Zubereitung:

Den Couscous mit der heißen Milch übergießen und für 15 Minuten quellen lassen. Mit Curry, Süßstoff, Abrieb der Orange und Anis vermengen und in die Bowl füllen. Die Datteln klein würfeln und auf einer Seite der Bowl verteilen. Die Mandeln nach bedarf rösten, hacken und die Bowl damit teilen. Daneben eine Linie aus gehackter Melisse ziehen und die klein geschnittene Pfirsichhälfte auf der verbleibenden Seite der Bowl verteilen.

Matcha Bowl

Kalorien: 359,9 kcal | Eiweiß: 17,5 Gramm | Fett: 12,6 Gramm | Kohlenhydrate: 41,6 Gramm

Für eine Bowl benötigst Du:

2 EL Dinkel-Kleie | 1/2 Banane | 80 Gramm Quark | 1 gestrichener TL Matcha Pulver | 1 Prise Vanillezucker | 1 EL Pinienkerne geröstet | 1/2 Kiwi | 1 EL Kokoshobeln | 3 Kirschen | 20 Gramm Mango getrocknet

Zubereitung:

Die Kleie mit der Banane, dem Quark, dem Matcha Pulver und dem Vanillezucker im Mixer pürieren, in die Bowl füllen und für 15 Minuten quellen lassen. Mit den gerösteten Pinienkerne die Schüssel teilen. Die Kiwi in Spalten schneiden und in einer Hälfte verteilen. Die getrocknete Mango klein hacken, mit den Kokoshobeln vermischen und auf der zweiten Hälfte verteilen. Die Kirschen halbieren und die Schüssel damit garnieren.

Kombucha Bowl mit Oats

Kalorien: 294,4 kcal | Eiweiß: 11,6 Gramm | Fett: 16,6 Gramm | Kohlenhydrate: 20,4 Gramm

Für eine Bowl benötigst Du:

2 EL Oats schnellkochend | 50 ml Kombucha | 50 Gramm Sauerrahm | 1 Prise Himalaya Salz | 2 Spalten Honigmelone | 20 Gramm Avocado | 20 Gramm Wassermelone kernlos | 1 TL Ingwer kandiert und gehackt | 1 EL Erdnüsse gesalzen

Zubereitung:

Die Oats kurz im Kombucha aufkochen, vom Herd nehmen und den Sauerrahm und das Himalaya Salz einrühren. In die Bowl füllen und für 5 Minuten quellen lassen. Das Obst und die Avocado in dünne Spalten schneiden und abwechselnd auf der Bowl verteilen. Mit dem kandierten Ingwer und den gesalzenen Erdnüssen bestreuen.

Moringa, Apfel, Kiwi Bowl

Kalorien: 254,7 kcal | Eiweiß: 17,9 Gramm | Fett: 10,2 Gramm | Kohlenhydrate: 21,2 Gramm

Für eine Bowl benötigst Du:

1 EL Haferkleie | 1 EL Haselnüsse gerieben | 1 TL Agaven Dicksaft | 80 Gramm Quark | 1 gestrichener TL Moringa Pulver | 1/4 Apfel | 1 Prise Zimt | 1/2 Kiwi | 2 EL Himbeeren | 1 TL Leinsamen

Zubereitung:

Die Haferkleie mit den Haselnüssen, dem Agaven Dicksaft, dem Quark und dem Moringa Pulver gut verrühren, in die Bowl füllen und für 5 Minuten quellen lassen. Den Apfel in kleine Würfel schneiden und auf einer Hälfte der Bowl verteilen. Mit Zimt bestreuen. Die Kiwi in Scheiben schneiden und auf der anderen Hälfte verteilen. Die Himbeeren pürieren und mit der Sauce eine Linie ziehen. Alles mit Leinsamen bestreuen und genießen.

Kräuter Bowl mit Pistazien

Kalorien: 407,3 kcal | Eiweiß: 9,8 Gramm | Fett: 12,5 Gramm | Kohlenhydrate: 61,2 Gramm

Für eine Bowl benötigst Du:

50 Gramm Hirse | 100 ml Kokosmilch | 1 TL Tomatenmark | Saft und Abrieb einer halben Bio Limette | 1 Prise Himalaya Salz | 2 EL Pistazien gehackt und geröstet | 1/4 Paprika gelb | 1 TL Minze gehackt | 1 TL Koriander gehackt

Zubereitung:

Die Hirse in der Kokosmilch aufkochen und vom Herd nehmen. Das Tomatenmark einrühren und für 15 Minuten quellen lassen. Mit Saft und Abrieb der Limette und dem Salz abschmecken und in die Bowl füllen. Ein Drittel der Bowl mit Pistazien, ein Drittel mit der gewürfelten Paprika und das verbleibende Drittel mit Minze und Koriander garnieren.

Quark Bowl mit Eiern

Kalorien: 238,6 kcal | Eiweiß: 24 Gramm | Fett: 11,6 Gramm | Kohlenhydrate: 7,9 Gramm

Für eine Bowl benötigst Du:

2 EL Chia Samen | 100 Gramm Quark | 1/2 TL Majoran frisch gehackt | 1 Prise Cayenne Pfeffer | 1 gekochtes Ei | 1 EL Joghurt | 1 Messerspitze Senf | 2 Radieschen | 2 Kapuziner Blüten | 1 TL Kürbiskerne gehackt

Zubereitung:

Die Chia Samen mit dem Quark, dem Majoran und dem Cayenne Pfeffer verrühren und für mindestens eine Stunde, am besten über Nacht, quellen lassen. In die Bowl füllen. Das Ei hacken und mit Joghurt und Senf verrühren. Ein Drittel der Bowl mit dem Ei, ein Drittel mit den Scheiben der Radieschen und ein Drittel mit den Blüten und den Kürbiskernen garnieren.

Schinken-Käse Bowl

Kalorien: 403,7 kcal | Eiweiß: 16,7 Gramm | Fett: 23,9 Gramm | Kohlenhydrate: 27,6 Gramm

Für eine Bowl benötigst Du:

3 Scheiben Zwieback | 100 Gramm Sauerrahm | Salz und Pfeffer | 20 Gramm Schinken | 1 TL Butter | 2 Scheiben Tilsiter | 1 TL Baked Beans | 1 Frühlingszwiebel gehackt

Zubereitung:

Den Zwieback grob zerbröseln und mit Sauerrahm, Salz und Pfeffer vermengen. In die Bowl füllen. Den Schinken in Streifen schneiden und in der Butter braten. Auf einem Drittel der Bowl verteilen. Die restliche Bowl mit Tilsiter in Streifen geschnitten, und mit Baked Beans bedecken. Alles mit der gehackten Frühlingszwiebel garnieren.

Avocado Bowl mit Walnüssen

Kalorien: 353,9 kcal | Eiweiß: 11,6 Gramm | Fett: 15,7 Gramm | Kohlenhydrate: 39,1 Gramm

Für eine Bowl benötigst Du:

1/2 Tasse Reise gekocht | 1 EL Frischkäse | 2 EL Quark | 1 Prise Vanillezucker | 1 Prise Himalaya Salz | 1/4 Avocado | 1 EL Walnüsse | 1 EL Cranberries getrocknet | 1 TL Schokodrops zartbitter

Zubereitung:

Den gekochten Reis mit dem Frischkäse und dem Quark verrühren und mit Vanillezucker und Himalaya Salz abschmecken. In die Bowl füllen. Die Avocado mit der Gabel zerdrücken und eine Hälfte der Bowl damit bestreichen. Je ein Drittel der anderen Hälfte mit Cranberries, Walnüssen und Schokodrops garnieren.

Räucherlachs Bowl mit Pfirsich

Kalorien: 224,7 kcal | Eiweiß: 9,9 Gramm | Fett: 10,2 Gramm | Kohlenhydrate: 21,7 Gramm

Für eine Bowl benötigst Du:

20 Gramm Quinoa | 60 ml Gemüsebrühe | 1 Prise Chili-Pulver | etwas Meersalz | 1/2 TL Dill fein gehackt | 30 Gramm Räucherlachs | 1/2 Pfirsich | 10 Gramm Rucola Salat | 1 EL Sahne | 1 TL Sahnemeerrettich

Zubereitung:

Den Quinoa mit der Gemüsebrühe aufkochen lassen, vom Herd nehmen und für 15 Minuten ziehen lassen. Mit Chili und Meersalz abschmecken und in die Bowl füllen. Die Bowl mit dem Dill bestreuen. Auf einem Drittel den Räucherlachs, auf einem Drittel den in Spalten geschnittenen Pfirsich und auf einem Drittel den Rucola Salat verteilen. Die Sahne mit dem Sahnemeerrettich verrühren und die Bowl damit garnieren.

Absolut Rohkost Bowl

Kalorien: 211,6 kcal | Eiweiß: 2,8 Gramm | Fett: 9,4 Gramm | Kohlenhydrate: 27,5 Gramm

Für eine Bowl benötigst Du:

30 Gramm Buchweizen | 60 ml Wasser | 1 Prise Himalaya Salz | 1 Scheibe Zitrone | 20 Gramm Möhren | 10 Gramm Gurken | 10 Gramm Rotkohl | 1/2 Stange Staudensellerie | 1 Radieschen | 10 Gramm Baby Blattspinat | 4 Mandeln | 1 EL Joghurt | 1 Messerspitze Ingwerpulver | Saft einer halben Limette | 1 TL Traubenkernöl

Zubereitung:

Den Buchweizen ins Wasser geben und mit Himalaya Salz und der Scheibe Zitrone würzen. Einmal aufkochen lassen und für 15 Minuten ziehen lassen. In die Bowl füllen. Das Gemüse fein und grob hobeln, in Stifte und Streifen schneiden und in Linien auf der Bowl verteilen. Die Mandeln grob mörsern und die Bowl mittig damit garnieren. Joghurt mit Ingwer, Limettensaft und Traubenkernöl verrühren und die Bowl damit großzügig beträufeln.

Ayurveda Bowl

Kalorien: 405,4 kcal | Eiweiß: 6,5 Gramm | Fett: 10,1 Gramm | Kohlenhydrate: 69,3 Gramm

Für eine Bowl benötigst Du:

2 EL Haferflocken | 1 Messerspitze Kurkuma frisch gerieben | 1 Prise Anispulver | 1 Prise Ingwerpulver | 1 Prise Zimt | 1 Prise Pfeffer schwarz | 1 TL Honig | 100 ml Reismilch | 4 kernlose Weintrauben | 1/2 Banane | 1/2 Sternfrucht | 1 EL Kokosmilch | 1 EL Kokosraspeln

Zubereitung:

Die Haferflocken mit dem Kurkuma, Anis, Ingwer, Zimt, Pfeffer und Honig in einen kleinen Topf geben und in der Reismilch einmal aufkochen. Für 15 Minuten ziehen lassen und in die Bowl füllen. Die halbierten Trauben auf einer Seite verteilen. Die Bananen und die Sternfrucht in Scheiben schneiden und die zweite Hälfte der Bowl damit garnieren. Mit Kokosmilch beträufeln und mit Kokosraspeln bestreuen.

Pikante Porridge Bowl

Kalorien: 323,1 kcal | Eiweiß: 10 Gramm | Fett: 15,2 Gramm | Kohlenhydrate: 34,4 Gramm

Für eine Bowl benötigst Du:

1/2 Tasse Haferflocken | 1 Tasse Gemüsebrühe | 1 Messerspitze Ingwer gerieben | 1 Prise Muskat gemahlen | 1/2 TL Meerrettich frisch gerieben | Salz und Pfeffer | 1/2 rote Bete gekocht | 1 EL Walnüsse | 1/4 grüne Paprika | 1/4 gelbe Paprika | 1/2 Stange Staudensellerie | 1 TL Kürbiskernöl

Zubereitung:

Die Haferflocken in der Brühe einmal aufkochen und für 15 Minuten ziehen lassen. Mit Ingwer, Muskat, Meerrettich, Salz und Pfeffer würzen und in die Bowl füllen. Das Gemüse in Würfel und Streifen schneiden und die Bowl damit garnieren. Die Walnüsse grob hacken, die Bowl damit bestreuen und mit dem Kürbiskernöl beträufeln.

Haferkleie Bowl mit Käse

Kalorien: 391 kcal | Eiweiß: 25 Gramm | Fett: 23,6 Gramm | Kohlenhydrate: 17 Gramm

Für eine Bowl benötigst Du:

2 EL Haferkleie | 50 Gramm Quark | 1 EL Kräuterfrischkäse | 1 Prise Himalaya Salz | 20 Gramm Feta Käse | 20 Gramm Mozzarella | 2 grüne und 2 schwarze Oliven ohne Stein | 1 EL Pinienkerne | 1 Tomate getrocknet | 1 EL Basilikum in Streifen geschnitten | 1 TL Olivenöl

Zubereitung:

Die Haferkleie mit dem Quark und dem Kräuterfrischkäse glatt rühren, in die Bowl füllen, für 10 Minuten quellen lassen und mit etwas Himalaya Salz bestreuen. Feta und Mozzarella klein schneiden und darauf verteilen. Mit den geviertelten Oliven, den Pinienkernen und der gehackten, getrockneten Tomate garnieren. Mit Basilikum bestreuen und mit dem Olivenöl beträufeln.

Aromatische Bowl mit Zimt und Nelken

Kalorien: 281 kcal | Eiweiß: 10,4 Gramm | Fett: 6,7 Gramm | Kohlenhydrate: 43 Gramm

Für eine Bowl benötigst Du:

50 Gramm Milchreis roh | 200 ml Milch | 1 Messerspitze Nelkenpulver | 1 Messerspitze Zimt | 1 Prise Himalaya Salz | 1 Messerspitze Vanille Zucker | 1/2 kernlose Orange filetiert | 2 Erdbeeren | 20 Gramm Heidelbeeren | 1 EL Rosinen | 1 EL Haselnüsse gehackt | etwas Abrieb einer Bio Orange | 1/2 TL Zimt gemahlen zum Bestreuen

Zubereitung:

Den Milchreis in die Milch einrühren, aufkochen lassen und bei mittlerer Hitze für 10 Minuten simmern lassen. Mit Nelkenpulver, Zimt, Salz und Vanille abschmecken. In die Bowl füllen und mit den Orangenfilets belegen. Die Erdbeeren, Heidelbeeren und Rosinen darauf verteilen und alles mit den gehackten Haselnüssen und dem Abrieb der Orange garnieren. Großzügig mit Zimt bestreuen.

Farbenprächtige Bowls für mittags

Falaffel Bowl

Kalorien: 350,7 kcal | Eiweiß: 14,9 Gramm | Fett: 24,3 Gramm | Kohlenhydrate: 15,5 Gramm

Für eine Bowl benötigst Du:

Für die Falaffel:

50 Gramm Kichererbsen küchenfertig | 1 Schalotte | 1 Knoblauchzehe | 1 EL Petersilie gehackt | 1 Dotter | 1 TL Kichererbsenmehl | 1 Prise Kümmel gemahlen | 1 Prise Koriander gemahlen | Öl zum Frittieren

Für die Basis:

20 Gramm Kichererbsen küchenfertig | 1 TL Tahini | 1 EL Sesam schwarz | 1 Messerspitze Chili gemahlen | 1 Tomate grob gewürfelt

Zubereitung:

Alle Zutaten für die Falaffel im Mixer zu einem glatten Teig verarbeiten und mit nassen Händen kleine Bällchen formen. Diese für 3 Minuten im heißen Öl frittieren. Un der Zwischenzeit die Kichererbsen mit der Tahini Paste und dem Chili vermengen und in die Bowl füllen. Die Falaffel darauf drapieren, mit Sesam und gewürfelten Tomaten garnieren.

Kichererbsen Bowl mit Minze

Kalorien: 243 kcal | Eiweiß: 15,3 Gramm | Fett: 10,2 Gramm | Kohlenhydrate: 20,7 Gramm

Für eine Bowl benötigst Du:

40 Gramm Kichererbsen küchenfertig | 1 Chili | 1 EL Frischkäse | 1 EL Minze | 1 Prise Piment | Salz und Pfeffer | 1 TL Olivenöl | 20 Gramm Rohschinken | 2 Datteln | 1/2 Stange Staudensellerie | 1 Radieschen | 1 EL Liebstöckel grob gehackt

Zubereitung:

Die Kichererbsen mit dem Chili, Frischkäse, Minze und Piment in den Mixer geben und zu einer cremigen Paste mixen. In die Bowl füllen und mit Salz und Pfeffer abschmecken. Mit Olivenöl beträufeln. Den Rohschinken einrollen und in einem Viertel der Creme platzieren. Die Datteln grob würfeln und auf einem weiteren Viertel der Bowl verteilen. Die weiteren zwei Viertel teilen sich zwischen Staudensellerie und Radieschen auf. Alles mit grob gehacktem Liebstöckel garnieren.

Thailändische Buddha Bowl

Kalorien: 424,4 kcal | Eiweiß: 26,1 Gramm | Fett: 15 Gramm | Kohlenhydrate: 43,4 Gramm

Für eine Bowl benötigst Du:

1/2 Tasse Reis ungekocht | 1 Tasse Wasser | 1/2 Stange Zitronengras | etwas Meersalz | 80 Gramm Hühnerbrust | 1/2 rote Zwiebel | 1 Chili rot | 30 Gramm Zuckerschoten | 1/4 Paprika gelb und rot | 4 Stangen Thai Spargel | 1 EL Kokosöl | Sojasauce | Fischsauce | 1 EL Erdnüsse grob gehackt | 1 EL Koriander

Zubereitung:

Den Reis zusammen mit Salz und Zitronengras im Wasser kochen und in die Bowl füllen. Das Hühnchen und die Zwiebel grob schneiden und im Kokosöl knusprig braten. In einem Eck der Bowl platzieren. Nun separat das Gemüse schneiden und braten, mit Sojasauce und Fischsauce würzen und getrennt auf dem Reis verteilen. In der Mitte der Schüssel die Erdnüsse platzieren und alles mit Koriander bestreuen.

Quinoa Bowl mit Tofu

Kalorien: 303,2 kcal | Eiweiß: 11,3 Gramm | Fett: 17,8 Gramm | Kohlenhydrate: 22,1 Gramm

Für eine Bowl benötigst Du:

60 Gramm Quinoa | 60 ml heiße Brühe | etwas Meersalz | 1 Prise Muskat gemahlen | 1 Chicoree rot | 40 Gramm Zucchini gelb | 60 Gramm Räuchertofu | 1 EL Olivenöl | Pfeffer aus der Mühle | 1/4 Möhre geraspelt | 1 EL Petersilie gehackt | 1 TL Sesam

Zubereitung:

Den Quinoa mit der Brühe übergießen, mit Meersalz und Muskat würzen und für 10 Minuten ziehen lassen. In die Bowl füllen. Zuerst den Chicoree, dann die Zucchini und den Tofu klein schneiden und alles separat im Olivenöl braten. Einzeln und getrennt auf dem Quinoa anrichten. Mit Pfeffer aus der Mühle würzen. Als Topping die Möhre, die Petersilie und den Sesam über der Bowl verteilen.

Fisch Bowl mit rotem Reis

Kalorien: 305 kcal | Eiweiß: 27 Gramm | Fett: 13,6 Gramm | Kohlenhydrate: 16,6 Gramm

Für eine Bowl benötigst Du:

1/2 Tasse roter Reis gekocht | 120 Gramm Dorschfilet | 1 Messerspitze Ingwer gemahlen | Salz und Pfeffer | 1 TL Butter | 20 Gramm Lauchringe | 20 Gramm Möhre geraspelt | 20 Gramm Paprika gelb gewürfelt | 1/2 Zwiebel | 1 EL Estragon gehackt | 1 EL Pistazien grob gehackt

Zubereitung:

Den Reis in einer Bowl anrichten und den Dorsch mit Salz, Pfeffer und Ingwer würzen. In der Butter braten und auf einer Hälfte der Bowl anrichten. In derselben Pfanne die gewürfelte Zwiebel goldbraun braten und in der Schüssel anrichten. Daneben die Lauchringe anrichten, ebenso die Möhren und die Paprika. Mit Estragon und gehackten Pistazien garnieren.

Schinken Bowl mit Linsen

Kalorien: 471,2 kcal | Eiweiß: 31,9 Gramm | Fett: 15,5 Gramm | Kohlenhydrate: 47,9 Gramm

Für eine Bowl benötigst Du:

60 Gramm Linsen küchenfertig | 1/2 Zwiebel | 2 Knoblauchzehen | 20 Gramm Sellerie gewürfelt | 80 ml Brühe | 1 EL Frischkäse | etwas Majoran getrocknet | etwas Kümmel gemahlen | 2 Blatt Salbei fein gehackt | Salz und Pfeffer | 50 Gramm Kassler Schinken | 1 EL Lauchringe | 1/2 Apfel gerieben | 1 TL Butter | 1 EL Pekannüsse grob gehackt | 2 Scheiben einer Bio Orange | 1 EL Kerbel gehackt

Zubereitung:

Die Linsen mit dem Zwiebel, Knoblauch und Sellerie in der Brühe kochen. In die Bowl geben. Den Frischkäse mit Majoran, Kümmel, Salbei, Salz und Pfeffer glatt rühren und auf den Linsen verteilen. Den Schinken würfeln und in der Butter knusprig braten. In einem Viertel der Bowl anrichten. Die Lauchringe ebenfalls braten und anrichten, ebenso die Pekannüsse. Den gerieben Apfel als kleinen Häufchen in die Mitte der Bowl setzen, mit den Orangen garnieren und mit Kerbel bestreuen.

Bowl mit Möhren und Garnelen

Kalorien: 292,4 kcal | Eiweiß: 30,9 Gramm | Fett: 9,4 Gramm | Kohlenhydrate: 19,2 Gramm

Für eine Bowl benötigst Du:

2 EL Couscous | 1 Möhre | 1/2 Fenchel | 140 ml Brühe | Salz und Pfeffer | 150 Gramm Garnelen ohne Kopf und Schale | 4 Kirschtomaten | 1 Zweig Rosmarin | 1 EL Butter

Zubereitung:

Den Fenchel klein schneiden und in der Brühe aufkochen, salzen und pfeffern. Über den Couscous gießen, für 10 Minuten quellen lassen und in die Bowl füllen. Auf eine Seite die geraspelte Möhre darauf verteilen. Die Garnelen in der Zwischenzeit in der Butter garen und mit Salz, Pfeffer und Rosmarin würzen. Ebenfalls auf einer Seite der Bowl anrichten. Die halbierten Kirschtomaten zuletzt in der Butter anschwenken und farbliche Akzente damit setzen.

Dekonstruierte Coleslaw Bowl

Kalorien: 89,8 kcal | Eiweiß: 3 Gramm | Fett: 3,5 Gramm | Kohlenhydrate: 10,9 Gramm

Für eine Bowl benötigst Du:

1/4 Möhre | 30 Gramm Weißkohl | 30 Gramm Rotkohl | 3 EL saure Sahne | 1 EL Weizenkleie Salz und Pfeffer | etwas Oregano frisch | 1 Prise Ingwerpulver | 2 Frühlingszwiebel | 1/4 Paprika rot | 1 EL Mais

Zubereitung:

Die saure Sahne mit der Weizenkleie verrühren, salzen und pfeffern und in die Bowl füllen. Die Möhre raspeln und mit Oregano vermengen. Auf der Kleie in einem Eck anrichten. Das Weißkraut hobeln und mit Salz, Pfeffer und Ingwer würzen. Neben den Möhren anrichten. Zuletzt den Rotkohl hobeln und ebenfalls mit Salz und Pfeffer würzen und neben Weißkraut und Möhren setzen. In die Mitte den Mais platzieren, mit der fein gewürfelten Paprika und den Frühlingszwiebel garnieren.

Grüne Curry Bowl

Kalorien: 326,7 kcal | Eiweiß: 20,8 Gramm | Fett: 9,8 Gramm | Kohlenhydrate: 36,7 Gramm

Für eine Bowl benötigst Du:

50 Gramm Reis ungekocht | 1 TL Currypaste grün | 100 ml Kokosmilch | Saft einer halben Limette | 1/2 TL Sojasauce | 80 Gramm Hühnerbrust | 50 Gramm Auberginen | 1/2 Spitzpaprika rot | 1 EL Öl | einige Blatt Thaibasilikum

Zubereitung:

Den Reis kochen und ungesalzen in die Bowl füllen. Die Kokosmilch aufkochen und die Currypaste darin auflösen. Über den Reis gießen. Das Huhn in feine Streifen schneiden und in Limettensaft und Sojasauce für 5 Minuten garen. In Ringform auf dem Reis drapieren. Separat die Auberginen und Paprika im Öl anbraten und in der Mitte der Bowl anrichten. Mit Thaibasilikum bestreuen.

Indische Ananas Bowl

Kalorien: 442,8 kcal | Eiweiß: 6,3 Gramm | Fett: 22,2 Gramm | Kohlenhydrate: 51,3 Gramm

Für eine Bowl benötigst Du:

50 Gramm Buchweizen | 100 ml Brühe | 1 Prise Kardamom gemahlen | 1 Prise Ingwer frisch gerieben | 1/2 TL indisches Currypulver | Salz und Pfeffer | 1/2 rote Zwiebel | 60 Gramm Ananas frisch | 1 EL Butter | 2 EL Mandeln | 10 Gramm Sojakeimlinge

Zubereitung:

Den Buchweizen in der Brühe aufkochen und mit Kardamom, Ingwer, Curry, Salz und Pfeffer würzen. Vom Herd nehmen und für 10 Minuten quellen lassen. In die Bowl füllen. Die Zwiebel in der Butter anschmoren und auf dem Buchweizen anrichten. Die Ananas klein schneiden und ebenfalls kurz in der Butter durchschwenken und anrichten. Mit den Mandeln bestreuen und mit den Sojakeimlingen garnieren.

Eierstich Bowl

Kalorien: 201,4 kcal | Eiweiß: 13,7 Gramm | Fett: 11,6 Gramm | Kohlenhydrate: 9,1 Gramm

Für eine Bowl benötigst Du:

1 Ei | 1 EL Weizenkleie | 80 ml Brühe | 30 Gramm Zucchini gelb | 30 Gramm Brokkoli | 30 Gramm Kürbis | 1 EL Kürbiskerne gehackt | 1 EL Sauerampfer gehackt | Salz und Pfeffer

Zubereitung:

Das Ei mit der Weizenkleie und der Brühe verrühren und in die Bowl füllen. Für 7 Minuten im Backrohr bei 200° Celsius stocken lassen. Die Zucchini in einer beschichteten Pfanne anrösten und auf der Bowl anrichten. Ebenso Brokkoli und Zuletzt den Kürbis. Mit den Kürbiskernen bestreuen, mit Sauerampfer garnieren und nach Bedarf dezent salzen und pfeffern.

Tabouleh Bowl

Kalorien: 346,2 kcal | Eiweiß: 11,4 Gramm | Fett: 12,9 Gramm | Kohlenhydrate: 43,8 Gramm

Für eine Bowl benötigst Du:

50 Gramm Bulgur | 125 ml Wasser | 1 Messerspitze Ingwer | 1 Prise Piment gemahlen | Salz und Pfeffer | 4 Kirschtomaten | 1/4 Gurke | 1/4 rote Zwiebel | 1/2 Bund Minze | 20 Gramm Feta | 1 EL Olivenöl | 1 EL Zitronensaft

Zubereitung:

Den Bulgur im Wasser aufkochen, mit Ingwer, Piment, Salz und Pfeffer würzen, 10 Minuten quellen lassen und in der Bowl anrichten. Die Kirschtomaten vierteln und die Gurke in Scheiben schneiden und abwechselnd in Ringform auf dem Bulgur verteilen. Die Zwiebel hacken und mit der gehackten Minze vermengen. Mit Zitronensaft und Olivenöl marinieren und in der Mitte der Schüssel anrichten. Den Feta darüber verteilen und genießen.

Baba Ganoush Bowl

Kalorien: 305 kcal | Eiweiß: 5,6 Gramm | Fett: 16,2 Gramm | Kohlenhydrate: 32 Gramm

Für eine Bowl benötigst Du:

30 Gramm Amaranth | 60 ml Brühe | 1/2 Aubergine | 1 Knoblauchzehe | Saft einer halben Limette | Salz und Pfeffer | 5 Oliven ohne Stein | 30 Gramm eingelegte Paprika | 30 Gramm rote Bete gekocht | 1/4 Möhre geraspelt | 10 Gramm Löwenzahn frisch

Zubereitung:

Den Amaranth in der Brühe aufkochen und für gut 20 Minuten bei kleiner Hitze köcheln lassen. In die Bowl füllen. In der Zwischenzeit die Aubergine bei 200° Celsius für 6 Minuten im Backrohr grillen. Aus dem Ofen nehmen und auskratzen. Mit der gehackten Knoblauchzehe und dem Limettensaft, Salz und Pfeffer vermengen und auf dem Amaranth verteilen. Die Bowl mit halbierten Oliven, eingelegten Paprika und rote Bete Würfel garnieren. Die geraspelte Möhre mittig platzieren und alles mit dem Löwenzahn dekorieren.

Asia Bowl mit Hackfleisch

Kalorien: 345 kcal | Eiweiß: 19,7 Gramm | Fett: 19,3 Gramm | Kohlenhydrate: 20,8 Gramm

Für eine Bowl benötigst Du:

1 Tasse Basmati Reis gekocht | etwas Abrieb einer Bio Limette | 80 Gramm Hackfleisch | 100 ml Brühe | 1 Messerspitze Chilipulver | 1 TL Sojasauce | 1/2 rote Zwiebel | 1 EL rote Bohnen | 20 Gramm grüne Bohnen | 1 EL Koriander | 1 TL Kokosöl

Zubereitung:

Den Basmati Reis mit dem Abrieb vermengen und in die Bowl füllen. Das Hackfleisch in der Brühe kochen und mit Chili und Sojasauce würzen. Auf dem Reis verteilen. Die rote Zwiebel in feine Ringe schneiden und in einer Ecke der Bowl anrichten. Die roten Bohnen neben den grünen Bohnen platzieren, mit Koriander bestreuen und mit Kokosöl beträufeln.

Bowl mit Brokkoli und Karfiol

Kalorien: 212,4 kcal | Eiweiß: 15,2 Gramm | Fett: 6,8 Gramm | Kohlenhydrate: 21,2 Gramm

Für eine Bowl benötigst Du:

30 Gramm Quinoa | 60 ml Wasser | 30 ml Mandelmilch | Salz und Pfeffer | 1 Prise Muskat gemahlen | 50 Gramm Brokkoli | 30 Gramm Blumenkohl | 20 Gramm Kartoffeln | 1 gekochtes Ei | 2 Scheiben Speck | Schnittlauch

Zubereitung:

Den Quinoa im Wasser und der Mandelmilch aufkochen, vom Herd nehmen und 15 Minuten ziehen lassen. Mit Salz, Pfeffer und Muskat würzen und in die Bowl füllen. Brokkoli, Blumenkohl und Kartoffeln würfeln und kochen. Auf der Bowl verteilen. Das gekochte Ei vierteln und in die Bowl legen. Den Speck würfeln, knusprig braten, mit dem Schnittlauch vermengen und die Bowl damit garnieren.

Erbsen-Bowl

Kalorien: 673,7 kcal | Eiweiß: 26,6 Gramm | Fett: 25,2 Gramm | Kohlenhydrate: 80,6 Gramm

Für eine Bowl benötigst Du:

50 Gramm Polenta | 200 ml Wasser | 1 EL Butter | Salz und Muskat gemahlen | 1 EL Parmesan fein gerieben | 50 Gramm Erbsen | 30 Gramm Kichererbsen | 2 Stück Rosenkohl | 1/2 Tomate | 10 Gramm Parmesan grob gehobelt | 1 EL Pinienkerne geröstet

Zubereitung:

Die Polenta für 10 Minuten im Wasser köcheln lassen und 15 Minuten ziehen. Die Butter in die heiße Polenta einrühren, mit Salz und Pfeffer würzen und mit dem fein geriebenen Parmesan verfeinern. In die Bowl füllen. Separat das Gemüse kochen und auf der Bowl verteilen. Mit Tomatenspalten farbliche Akzente setzen und mit grob gehobeltem Parmesan bestreuen. Mit den Pinienkernen verfeinern.

Rote Bete Bowl

Kalorien: 288,2 kcal | Eiweiß: 5,6 Gramm | Fett: 9,4 Gramm | Kohlenhydrate: 43,3 Gramm

Für eine Bowl benötigst Du:

50 Gramm Emmer | 120 ml Brühe | Salz und Pfeffer | 1 gekochte rote Bete | 1/2 rote Zwiebel | 1/2 Stange Staudensellerie | 10 Gramm Blattspinat | etwas Öl zum Braten | 1 EL Mandelblättchen geröstet | 1 EL Sauerrahm | 1 EL Schnittlauch | etwas Abrieb einer rohen roten Bete

Zubereitung:

Den Emmer in der Brühe bei niedriger Hitze für 25 Minuten köcheln lassen, salzen und pfeffern und in die Bowl füllen. Die gekochte rote Bete in Scheiben schneiden und auf einer Hälfte der Bowl verteilen. Nacheinander Zwiebel, Staudensellerie und Blattspinat in einer Pfanne braten und nebeneinander auf dem Emmer verteilen. Mit Mandelblättchen bestreuen, mit einem Klacks Sauerrahm und Schnittlauch garnieren und zuletzt mit einem Hauch roher roter Bete verfeinern.

Mexikanische Guacamole Bowl

Kalorien: 328,6 kcal | Eiweiß: 7,8 Gramm | Fett: 20,7 Gramm | Kohlenhydrate: 25,4 Gramm

Für eine Bowl benötigst Du:

60 Gramm heiße Brühe | 60 Gramm Couscous | 1 EL Sellerie fein gewürfelt | Salz und Pfeffer | 1/2 Avocado | Saft einer halben Limette | 1 Messerspitze Ingwer gerieben | 1 Messerspitze Chilipulver | etwas Sojasauce | 1 TL Frischkäse | 1 EL Speckwürfel gebraten | 2 Kirschtomaten | 1/2 Paprika gelb | 1 Blatt Radicchio Salat | 1 TL Olivenöl

Zubereitung:

Den Couscous mit dem Sellerie vermengen, mit heißer Brühe übergießen, salzen und pfeffern und für 15 Minuten ziehen lassen und in die Bowl füllen. Die Avocado mit Limettensaft, Ingwer, Chili, Sojasauce und Frischkäse pürieren und über dem Couscous verteilen. Auf einer Hälfte den Speck verteilen. Die Kirschtomaten vierteln und als Mittellinie auf den Couscous legen. Die Paprika in Würfel schneiden und auf der zweiten Hälfte verteilen. Mit dem Radicchio garnieren und mit Olivenöl beträufeln.

3-erlei Bohnen Bowl

Kalorien: 362,6 kcal | Eiweiß: 15,9 Gramm | Fett: 9,2 Gramm | Kohlenhydrate: 51,6 Gramm

Für eine Bowl benötigst Du:

1 Tasse Reis gekocht | 1 EL Kerbel gehackt | 20 Gramm Eisbergsalat in Streifen geschnitten | 30 Gramm Kidney Bohnen | 20 Gramm weiße Bohnen | 20 Gramm gekochte Käferbohnen | 1/2 Zwiebel | 1 Tomate | 1 EL Essig | 1 EL Distelöl | Salz und Pfeffer

Zubereitung:

Den Reis mit dem Kerbel vermengen und mit dem Eisbergsalat bedecken. Je ein Drittel der Bowl mit den unterschiedlichen Bohnen bedecken. Zwiebel und Tomate fein würfeln und mit Essig und Distelöl marinieren und mittig auf den Bohnen platzieren.

Quinoa Bowl mit Forelle

Kalorien: 472,7 kcal | Eiweiß: 31,6 Gramm | Fett: 22,1 Gramm | Kohlenhydrate: 33,7 Gramm

Für eine Bowl benötigst Du:

40 Gramm Quinoa | 120 ml Buttermilch | 1 EL Sahnemeerrettich | Salz und Pfeffer | 20 Gramm Feldsalat | 3 Blatt Chicoree | 100 Gramm Räucherforelle | 1 EL Paprika gewürfelt | 1 EL Walnüsse gehackt | 2 EL Joghurt | 1/2 TL Dill gehackt | 1 Spritzer Zitronensaft

Zubereitung:

Den Quinoa in der Buttermilch aufkochen, mit Sahnemeerrettich, Salz und Pfeffer würzen und für 15 Minuten ziehen lassen. In die Bowl füllen. Jeweils ein Viertel der Bowl mit Feldsalat, Chicoree, Forell und Paprika bedecken. In die Mitte die Walnüsse legen und alles mit einem Dressing aus Joghurt, Dill und Zitronensaft verfeinern.

Couscous Bowl

Kalorien: 368,5 kcal | Eiweiß: 19,3 Gramm | Fett: 9,9 Gramm | Kohlenhydrate: 48 Gramm

Für eine Bowl benötigst Du:

60 Gramm Couscous | 60 ml heiße Brühe | Salz und Pfeffer | 50 Gramm Hühnerbrust geräuchert | 50 Gramm braune Champignons | 1/4 Gurke | 1 EL Mais | 10 Gramm Blaukraut | 1 EL Sauerrahm | 1 TL Ketchup | 1 EL Minze gehackt

Zubereitung:

Den Couscous mit der heißen Brühe übergießen, salzen und pfeffern und für 15 Minuten ziehen lassen. In die Bowl füllen. Die Hühnerbrust und die Champignons in dünne Streifen schneiden. Die Gurke und das Blaukraut raspel und alles in kleinen Häufchen separat auf der Bowl verteilen. Sauerrahm mit Ketchup und Minze verrühren und die Bowl damit garnieren.

Buchweizen Bowl

Kalorien: 528,8 kcal | Eiweiß: 12 Gramm | Fett: 29,1 Gramm | Kohlenhydrate: 50,9 Gramm

Für eine Bowl benötigst Du:

50 Gramm Buchweizen | 100 ml Wasser | 1 EL Ajvar | 1/2 Avocado | 2 Radieschen | 30 Gramm Kohlrabi | 1 EL Mandeln grob gehackt | 1 EL Kürbiskerne gehackt | 20 Gramm Ziegenkäse

Zubereitung:

Den Buchweizen für 4 Minuten im Wasser kochen, mit dem Ajvar verrühren und für 15 Minuten bei kleiner Hitze ziehen lassen. In die Bowl füllen und Avocado, Radieschen und Kohlrabi in kleine Stücke schneiden. Ale Zutaten einzeln in Häufchen auf der Bowl verteilen.

Pikante Kokos Bowl

Kalorien: 281,7 kcal | Eiweiß: 6,1 Gramm | Fett: 14,2 Gramm | Kohlenhydrate: 30,4 Gramm

Für eine Bowl benötigst Du:

1 Tasse Reis gekocht | 2 EL Kokosmilch | etwas Salz | 50 Gramm Brokkoli | 1/2 Mango | 20 Gramm Kichererbsen küchenfertig | 2 EL Kokosraspeln geröstet | etwas Limetten-Abrieb | 1 EL Koriander

Zubereitung:

Den gekochten Reis mit der Kokosmilch verrühren, leicht salzen und in die Bowl füllen. Den Brokkoli kurz blanchieren und mittig in die Bowl legen. Die Mango würfeln und damit einen äußeren Kreis ziehen. Die Kichererbsen mit den Kokosraspeln vermengen und ebenfalls kreisförmig in die Bowl geben. Mit Limetten-Abrieb und Koriander garnieren.

Spinat Bowl mit Quark

Kalorien: 394,5 kcal | Eiweiß: 30,4 Gramm | Fett: 8,5 Gramm | Kohlenhydrate: 46,7 Gramm

Für eine Bowl benötigst Du:

60 Gramm rote Linsen gekocht | 1 EL Estragon | 30 Gramm Blattspinat | 1/4 Paprika gelb | 50 Gramm Kürbis | 2 EL Quark | 10 Gramm Feta | 1 EL Pinienkerne | etwas Öl zum Braten

Zubereitung:

Die Linsen mit dem Estragon vermengen und in die Bowl füllen. Den Blattspinat kurz blanchieren und den Kürbis würfeln und im Öl anbraten. Beides auf die Bowl legen. Mittig den Quark anbringen, mit Pinienkernen bestreuen und den Feta über der Bowl zerkrümeln.

Bowl mit Süßkartoffel

Kalorien: 492,7 kcal | Eiweiß: 19,2 Gramm | Fett: 21,5 Gramm | Kohlenhydrate: 52,1 Gramm

Für eine Bowl benötigst Du:

50 Gramm Hirse | 50 Gramm Süßkartoffeln fein gewürfelt | 150 ml Gemüsebrühe | Salz und Pfeffer | etwas Oregano | 1 Prise Kümmel gemahlen | 20 Gramm Rucola | 3 Kirschtomaten | 1/2 Kugel Mozzarella | 1 EL Balsamico | 1 EL Olivenöl

Zubereitung:

Die Hirse mit den Süßkartoffeln für 15 Minuten bei mittlerer Hitze in der Brühe kochen, salzen und pfeffern und in die Bowl füllen. Den Rucola zerrupfen und mit Oregano und Kümmel würzen. Auf der Bowl verteilen. Die Kirschtomaten halbieren und die Mozzarella in Scheiben schneiden. In die Bowl schichten und mit Balsamico und Olivenöl beträufeln.

Ramen Bowl mit Tofu

Kalorien: 139,1 kcal | Eiweiß: 8,1 Gramm | Fett: 2,8 Gramm | Kohlenhydrate: 19,6 Gramm

Für eine Bowl benötigst Du:

60 Soba Nudeln | 150 ml Miso Suppe | 1/2 Möhre geraspelt | 1 Frühlingszwiebel gehackt | 1 gekochtes Ei geviertelt | 50 Gramm Seidentofu gewürfelt | 30 Gramm Spitzkohl gehobelt | Sojasauce | 1 Chilischote

Zubereitung:

Die Soba Nudeln für 5 Minuten in der Miso Suppe kochen und zusammen in die Bowl füllen. Die restlichen Zutaten separat auf der Bowl platzieren, mit Sojasauce besprenkeln und mit der gehackten Chili garnieren.

Ramen Bowl a la Veggie

Kalorien: 95,6 kcal | Eiweiß: 5,9 Gramm | Fett: 0,7 Gramm | Kohlenhydrate: 15,8 Gramm

Für eine Bowl benötigst Du:

60 Gramm Instant Ramen Nudeln | 150 ml heißes Wasser | 40 Gramm Brokkoli | 20 Gramm Grünkohl | 2 Stangen Spargel grün | 1/4 Paprika rot und grün | Sojasauce | Pfeffer | 1 EL indischer Basilikum gehackt

Zubereitung:

Die Instant Nudeln in die Bowl legen und mit dem heißen Wasser übergießen. Für 6 Minuten ziehen lassen. Den Brokkoli kurz blanchieren und mittig in die Bowl legen. Den Grünkohl grob hacken und in Ringform in der Bowl verteilen. Den Spargel klein schneiden, kurz in einer Pfanne ohne Öl anrösten, mit der gewürfelten Paprika vermengen und rund um den Brokkoli verteilen. Mit Sojasauce und Pfeffer würzen und mit indischem Basilikum garnieren.

Ramen Bowl mit Rindfleisch

Kalorien: 282,8 kcal | Eiweiß: 22,9 Gramm | Fett: 11,7 Gramm | Kohlenhydrate: 19,4 Gramm

Für eine Bowl benötigst Du:

60 Gramm Instant Ramen Nudeln | 80 Gramm Rinderfilet | 1 EL Öl | 1/4 Paprika rot | 1 Knoblauchzehe | 1/2 TL 5-Spices Gewürz | 50 Gramm Zuckerschoten | 1 Champignon | 1/4 Möhre geraspelt | 50 ml Kokosmilch | Sojasauce und Cayenne Pfeffer

Zubereitung:

Die Instant Nudeln in die Bowl geben und mit 100 ml kochendem Wasser übergießen. Für 5 Minuten ziehen lassen. Das Fleisch würfeln und im Öl scharf anbraten. Mittig auf der Bowl verteilen. Paprika und Knoblauch klein schneiden und in derselben Pfanne anrösten. Mit 5-Spices Gewürz abschmecken. Zusammen mit den Zuckerschoten und der fein geschnittenen Champignon und der Möhre in Häufchen um das Fleisch verteilen. Mit Kokosmilch übergießen und mit Sojasauce und Cayenne Pfeffer besprenkeln.

Hühnchen Bowl mit Rice Berry

Kalorien: 496,1 kcal | Eiweiß: 29,3 Gramm | Fett: 21,3 Gramm | Kohlenhydrate: 43,3 Gramm

Für eine Bowl benötigst Du:

50 Gramm Rice Berry Reis | 100 ml Wasser | 2 Scheiben Limetten | 2 Scheiben Ingwer | 100 Gramm Hühnerbrust | Salz und Pfeffer | 1 TL Öl | 30 Gramm Papaya | 1 Radieschen | 1/4 Avocado | 10 Gramm Sojasprossen | 1 EL Sesam schwarz

Zubereitung:

Den Reis zusammen mit Limetten und Ingwer im Wasser garen und in die Bowl füllen. Das Fleisch würfeln, salzen und pfeffern und im Öl anbraten. Mittig in die Bowl legen. Papaya, Radieschen und Avocado klein schneiden und zusammen mit den Sojasprossen in kleinen Häufchen rund um das Fleisch verteilen. Alles mit dem schwarzen Sesam betreuen.

Japanische Sushi Bowl dekonstruiert

Kalorien: 332,4 kcal | Eiweiß: 20,6 Gramm | Fett: 8,9 Gramm | Kohlenhydrate: 40,3 Gramm

Für eine Bowl benötigst Du:

1 Tasse Reis gekocht | 1 EL Reisessig | 1 Messerspitze Wasabi | 30 Gramm frischer Lachs | 30 Gramm Thunfisch | 30 Gramm Heilbutt | 5 Gramm Wakame | 1/4 Zucchini | 1 EL Ingwer eingelegt | 1 EL Möhre fein gewürfelt | Sojasauce

Zubereitung:

Den Reis mit dem Essig und Wasabi verrühren und in die Bowl füllen. Je ein Drittel mit den rohen, dünn geschnittenen Fischen belegen. Die Wakame fein hacken und in die Mitte legen. Zucchini, Ingwer und Möhre rund um die Alge verteilen und alles mit Sojasauce besprenkeln.

Thai Yam Gai Salat Bowl

Kalorien: 399 kcal | Eiweiß: 32,7 Gramm | Fett: 10,3 Gramm | Kohlenhydrate: 41,2 Gramm

Für eine Bowl benötigst Du:

25 Gramm Amaranth | 100 ml Wasser | Salz und Pfeffer | 100 Gramm Hühnerbrust | 1 TL Maismehl | 1 Ei | 1 Messerspitze Chili | 2 EL Paniermehl grob | Öl zum Braten | 1/2 rote Zwiebel | 1 Knoblauchzehe | 1 Tomate | 1 EL Koriander gehackt | Sojasauce | Limettensaft | 1 Chili fein gehackt | 1 Messerspitze Zucker | rohe gemörserte Reiskörner

Zubereitung:

Den Amaranth im Wasser für 25 Minuten bei kleiner Hitze kochen, salzen und pfeffern und in die Bowl füllen. Das Huhn durch das Maismehl ziehen, durch das mit Chili verquirlte Ei ziehen und im Paniermehl panieren. Zu einem Schnitzel braten, in Streifen schneiden und auf die Bowl legen. Die restlichen Zutaten klein schneiden, auf der Bowl verteilen, mit Zucker und fein gemörsertem Reis bestreuen.

Italienische Mozzarella Bowl

Kalorien: 581 kcal | Eiweiß: 21,4 Gramm | Fett: 35,3 Gramm | Kohlenhydrate: 40,4 Gramm

Für eine Bowl benötigst Du:

50 Gramm Polenta | 200 ml Wasser | Salz und Pfeffer | etwas Muskat gemahlen | 30 Gramm Blattspinat | 2 Feigen | 60 Gramm Mozzarella | 2 EL Pekannüsse | 1/4 rote Paprika | 1 EL Olivenöl | etwas dunklen Balsamico Essig

Zubereitung:

Die Polenta für 10 Minuten unter ständigem Rühren kochen, salzen und pfeffern und für 10 Minuten ziehen lassen. In die Bowl füllen. Alle Zutaten klein schneiden und schön in der Bowl verteilen. Mit Olivenöl und dunklem Balsamessig beträufeln.

Exklusive Bowl mit Trüffel

Kalorien: 247,1 kcal | Eiweiß: 11,9 Gramm | Fett: 14,7 Gramm | Kohlenhydrate: 14,9 Gramm

Für eine Bowl benötigst Du:

50 Gramm Reis ungekocht | 1 Safranfaden | 100 ml Wasser | etwas Meersalz | 50 Gramm Pfifferlinge | 50 Gramm geräucherte Entenbrust | 1 EL Butter | 2 EL Mais | 2 EL Petersilie gehackt | etwas gehobelten Trüffel oder Trüffelöl

Zubereitung:

Den Reis zusammen mit dem Safran und dem Meersalz im Wasser garen und in die Bowl füllen. Die Pfifferlinge in der Butter sautieren und in die Bowl legen. Die Entenbrust ebenfalls kurz durchschwenken, ebenso den Mais und beides in separaten Häufchen auf der Bowl platzieren. Mit Petersilie bestreuen und mit Trüffel oder Trüffelöl verfeinern.

Pad Thai Bowl

Kalorien: 370 kcal | Eiweiß: 30,7 Gramm | Fett: 21,4 Gramm | Kohlenhydrate: 11,3 Gramm

Für eine Bowl benötigst Du:

60 Gramm Pad Thai Reisnudeln | 50 Gramm Tofu | 1/2 rote Zwiebel | 1 EL Öl | 4 Garnelen geputzt | 1 TL Fischsauce | 1 Prise Zucker | 1 gekochte Ei | 1 EL Koriander gehackt | 1 EL Erdnüsse gehackt | 1 Frühlingszwiebel | 20 Gramm Sojasprossen | 1 Limettenspalte

Zubereitung:

Die Pad Thai Nudeln abspülen und für 3 Minuten in kochendem Wasser garen. In die Bowl geben und mit etwas Fischsauce beträufeln. Den Tofu würfeln und braten, auf die Nudeln legen und nacheinander Zwiebel und Garnelen braten und in die Schüssel geben. Das gekochte Ei vierteln und mittig platzieren. Alles mit Zucker und Fischsauce beträufeln, mit Koriander und Erdnüssen bestreuen, mit einer grob gehackten Frühlingszwiebel und den Sojasprossen garnieren und mit der Limette servieren.

Nasi Goreng Bowl

Kalorien: 403 kcal | Eiweiß: 10,7 Gramm | Fett: 20 Gramm | Kohlenhydrate: 42,2 Gramm

Für eine Bowl benötigst Du:

1 Tasse Reis gekocht | 1/2 Möhre | 1/2 Paprika grün | 1/2 Zwiebel | 30 Gramm Seitan | 1 Chili | 1/2 TL Curry gelb | etwas Sojasauce | 1 EL Erbsen | 20 Gramm Cashew Nüsse | 1 EL Schnittlauch | Öl zum Braten

Zubereitung:

Den gekochten Reis mit der gehackten Zwiebel in etwas Öl anbraten, mit Curry würzen und in die Bowl füllen. Die Möhre raspeln, die Paprika würfeln und die Chilli hacken. In drei Häufchen auf den Reis legen. Den Seitan in Streifen schneiden und auf der Bowl verteilen. Die Erbsen kurz durchschwenken und farbige Akzente setzen. Alles mit Cashew Nüssen und Schnittlauch bestreuen und nach Bedarf mit Sojasauce beträufeln.

Mais Bowl

Kalorien: 335,5 kcal | Eiweiß: 15,5 Gramm | Fett: 11,8 Gramm | Kohlenhydrate: 39,4 Gramm

Für eine Bowl benötigst Du:

1 Tasse brauner Reis gekocht | 20 Gramm Kidney Bohnen | 40 Gramm Mais | 1 Dose Thunfisch im eigenen Saft | 1 EL Öl | Salz und Pfeffer | 1 Tomate | 1/2 Kaki | 1 EL Kerbel gehackt

Zubereitung:

Den Reis in die Bowl füllen. Bohnen und Mais im Öl etwas durchschwenken und im Zentrum der Bowl anrichten. Den Thunfisch rundherum verteilen und mit Tomatenscheiben und Kaki-Scheiben garnieren. Nach Bedarf salzen und pfeffern und mit gehacktem Kerbel bestreuen.

Bowl mit Glasnudeln

Kalorien: 173,2 kcal | Eiweiß: 7,7 Gramm | Fett: 6,3 Gramm | Kohlenhydrate: 20,3 Gramm

Für eine Bowl benötigst Du:

50 Gramm Glasnudeln eingeweicht | je 1/4 Paprika rot, gelb und grün | 1 Tomate | 1/2 Stange Staudensellerie | Salz und Pfeffer | Saft und Abrieb einer halben Limette | 2 EL Joghurt | 1 Messerspitze Kurkuma | 1 EL Erdnüsse geröstet | 1 Frühlingszwiebel

Zubereitung:

Die eingeweichten Glasnudeln salzen und pfeffern und in die Bowl geben. Mit einem Dressing aus Joghurt, Kurkuma und gehackten gerösteten Erdnüssen übergießen. Das Gemüse klein würfeln und in kleinen Häufchen auf den Nudeln verteilen. Mit Saft und Abrieb der Limette beträufeln und mit der grob gehackten Frühlingszwiebel bestreuen.

Bowl mit Hirse

Kalorien: 358,8 kcal | Eiweiß: 14,3 Gramm | Fett: 10,7 Gramm | Kohlenhydrate: 49 Gramm

Für eine Bowl benötigst Du:

50 Gramm Hirse | 150 ml Brühe | 1 Messerspitze Ingwer gerieben | 1 Messerspitze Kurkuma gerieben | 1 Prise Kardamom | Salz und Pfeffer | 50 Gramm Kichererbsen küchenfertig | 2 Knoblauchzehen fein gehackt | 1 Chili fein gehackt | 1 EL Olivenöl | 2 EL Quark | 1 EL Minze fein gehackt | 2 Erdbeeren in Scheiben geschnitten

Zubereitung:

Die Hirse für 7 Minuten zusammen mit Ingwer, Kurkuma, Kardamom, Salz und Pfeffer kochen und für 10 Minuten quellen lassen. In die Bowl füllen und mit einer Sauce aus Quark und Minze übergießen. Die Kichererbsen mit dem Knoblauch und der Chili im Olivenöl anbraten und auf der Bowl verteilen. Mit den Erdbeeren garnieren und mit etwas Pfeffer verfeinern.

Puk Puk Bowl Isaan Style

Kalorien: 232,6 kcal | Eiweiß: 11,6 Gramm | Fett: 5,9 Gramm | Kohlenhydrate: 31,8 Gramm

Für eine Bowl benötigst Du:

1/2 Tasse Klebreis gekocht | 80 Gramm grüne Papaya in feine Streifen geschnitten | 1/4 Möhre geraspelt | 1 Tomate gewürfelt | 20 Gramm grüne Bohnen | 1 Knoblauchzehe | 1 Chili | Saft einer Limette | 1 EL Fischsauce | 1 EL Erdnüsse | 20 Gramm Flusskrebse | Koriander gehackt

Zubereitung:

Den Klebreis in die Bowl geben und mit einer Marinade aus gepresstem Knoblauch, gehacktem Chili, Limettensaft und Fischsauce übergießen. Die restlichen Zutaten in kleinen Häufchen darauf verteilen und mit Koriander bestreuen.

Tom Ka Gai Bowl

Kalorien: 395,8 kcal | Eiweiß: 18,9 Gramm | Fett: 2 Gramm | Kohlenhydrate: 73,1 Gramm

Für eine Bowl benötigst Du:

50 Gramm Couscous | 150 ml Kokosmilch | 60 Gramm Hühnerbrust | 3 Champignons | 1/2 Zwiebel | 1 Chili | 2 Limettenblätter | Sojasauce | Fischsauce | 1 Scheibe Ingwer | 1/4 Paprika rot | 1 Frühlinszwiebel

Zubereitung:

Den Couscous roh in die Bowl geben. Die Kokosmilch mit den Limettenblättern und dem Ingwer aufkochen, mit Sojasauce und Fischsauce würzen, das Fleisch würfeln und darin garen und über den Couscous gießen. Für 10 Minuten ziehen lassen. Die Champignons blättrig schneiden und in Fächerform auflegen. Die Zwiebel, die Paprika und den Chili hacken und in Häufchen darauf setzen. Die Frühlingszwiebel grob schneiden und die Bowl damit garnieren.

Coole, schnelle Bowls als Zwischenmahlzeit

Pina Colada Smoothie Bowl

Kalorien: 286,2 kcal | Eiweiß: 4,2 Gramm | Fett: 15,3 Gramm | Kohlenhydrate: 23,2 Gramm

Für eine Bowl benötigst Du:

2 EL Haferflocken | 50 ml Sahne | 3 EL Kokosmilch | 1 kleine Prise Salz | 50 Gramm Ananas | 1 Spritzer Rum | 1 EL Kokosraspeln | etwas Limetten und Orangen-Abrieb

Zubereitung:

Die Haferflocken in der Bowl mit Sahne und Kokosmilch übergießen und mit Salz abschmecken. Die Ananas blättrig schneiden und darauf verteilen. Mit etwas Rum aromatisieren und mit Kokosraspeln und dem Abrieb garnieren.

Mango Sticky Rice Bowl

Kalorien: 367,7 kcal | Eiweiß: 4,3 Gramm | Fett: 11,5 Gramm | Kohlenhydrate: 59,3 Gramm

Für eine Bowl benötigst Du:

1/2 Tasse Klebreis gekocht | 50 ml Kokosmilch | 1 Prise Meersalz | 1 Messerspitze Vanillezucker | 1/2 Mango reif | 2 Blatt Basilikum | 1 TL Puffreis

Zubereitung:

Den Klebreis in die Bowl geben und mit der heißen Kokosmilch mit Meersalz und Vanille übergießen. Die Mango in Spalten schneiden, darauf verteilen und mit Basilikum und Puffreis garnieren.

Chai Latte Bowl

Kalorien: 331,1 kcal | Eiweiß: 11,8 Gramm | Fett: 23,8 Gramm | Kohlenhydrate: 15,1 Gramm

Für eine Bowl benötigst Du:

2 EL Sojaflocken | 50 ml Sojamilch | 1 Zimtstange | 2 Gewürznelken | 1 Prise Anis | 1 Messerspitze Vanillezucker | 1 EL Mascarpone | 1 EL geröstete Mandeln | 20 Gramm schwarze Johannisbeeren | 1 Maracuja | 2 Spalten Blutorange

Zubereitung:

Die Sojaflocken in die Bowl geben. Die Sojamilch mit Zimt, Nelken, Anis und Vanille aufkochen und über die Flocken gießen. Mittig die Mascarpone platzieren und mit den Mandeln garnieren. Die Bowl mit Johannisbeeren, Maracuja und Blutorange fruchtig dekorieren.

Latte Macchiato Bowl

Kalorien: 272,8 kcal | Eiweiß: 11,8 Gramm | Fett: 11,4 Gramm | Kohlenhydrate: 28,8 Gramm

Für eine Bowl benötigst Du:

1 EL Weizenkleie | 1/2 Banane | 150 ml Milch | 1 TL Löskaffee | 1 TL Mandelmus | 20 Gramm Heidelbeeren | 20 Gramm Brombeeren | 30 Gramm Drachenfrucht | 1 TL Chia Samen

Zubereitung:

Die Weizenkleie mit der Banane, der Milch, dem Löskaffee und dem Mandelmus pürieren und in die Bowl füllen. Mit den Früchten schön ausgarnieren und mit den Chia Samen verfeinern.

Granola Bowl mit Goji Beeren

Kalorien: 358,7 kcal | Eiweiß: 8,3 Gramm | Fett: 15,2 Gramm | Kohlenhydrate: 44,8 Gramm

Für eine Bowl benötigst Du:

1 EL Dinkelflocken | 1 EL Kokosraspeln | 1 EL Granola | 60 Gramm saure Sahne | 1 Prise Meersalz | 1/2 Granatapfel | 2 EL Goji Beeren | 1 EL Zitronenmelisse gehackt

Zubereitung:

Dinkelflocken, Kokosraspeln und Granola vermengen, in die Bowl geben und mit der mit Meersalz verrührten sauren Sahne übergießen. Je ein Drittel der Bowl mit Granatapfel, Goji Beeren und Zitronenmelisse garnieren.

Schnelle Cheesecake Bowl mit Kaffee

Kalorien: 271 kcal | Eiweiß: 25,2 Gramm | Fett: 1,8 Gramm | Kohlenhydrate: 36,8 Gramm

Für eine Bowl benötigst Du:

2 EL Haferflocken geröstet | 40 ml Espresso | 150 Gramm Frischkäse | 50 Gramm Quark | 1/2 TL Vanillezucker | 1/2 TL Puderzucker | etwas Zitronenabrieb | 2 Erdbeeren | 2 Aprikosen | 4 Himbeeren

Zubereitung:

Die Haferflocken in die Bowl geben und mit heißem Espresso übergießen. Frischkäse mit Quark, Vanillezucker, Puderzucker und Zitronenabrieb glatt rühren und darauf verteilen. Je ein Drittel der Bowl mit Erdbeeren, Aprikosen und Himbeeren garnieren.

Detox Bowl mit Limette, Ingwer und Koriander

Kalorien: 116,6 kcal | Eiweiß: 5,6 Gramm | Fett: 2,1 Gramm | Kohlenhydrate: 18,2 Gramm

Für eine Bowl benötigst Du:

2 EL Müsli | 1 TL Flohsamenschalen | 100 Gramm Joghurt | Saft und Abrieb einer halben Limette | 1 Messerspitze Ingwer gerieben | 1/4 Gurke in Scheiben geschnitten | 3 Birnenspalten | 1 EL Koriander gehackt

Zubereitung:

Das Müsli mit den Flohsamenschalen vermengen und in die Bowl geben. Joghurt mit Saft und Abrieb vermengen, darüber gießen und mit Ingwer bestreuen. Je ein Drittel der Bowl mit Gurken, Birnen und Koriander dekorieren.

Apfelstrudel Bowl

Kalorien: 398,5 kcal | Eiweiß: 7,4 Gramm | Fett: 18,4 Gramm | Kohlenhydrate: 48 Gramm

Für eine Bowl benötigst Du:

2 EL Schokomüsli | 100 Gramm saure Sahne | 1 Messerspitze Zimt | 1 TL Zucker | etwas Zitronenabrieb | 1 Apfel | 1 EL Rosinen | 1 EL Haselnüsse gerieben

Zubereitung:

Das Müsli in die Bowl geben. Die saure Sahne mit Zimt, Zucker und Abrieb vermengen und darüber gießen. Je ein Drittel der Bowl mit Apfel, Rosinen und geriebenen Haselnüssen garnieren.

Erdnuss Bowl

Kalorien: 339,5 kcal | Eiweiß: 10,4 Gramm | Fett: 12,1 Gramm | Kohlenhydrate: 44,5 Gramm

Für eine Bowl benötigst Du:

30 Gramm Buchweizen über Nacht eingeweicht | 1/2 Banane | 1/2 TL Kakao | 120 ml Buttermilch | 1 EL Erdnüsse karamellisiert | 1 EL Erdnüsse gesalzen und geröstet | 40 Gramm Galia Melone

Zubereitung:

Den Buchweizen in die Bowl geben. Banane, Kakao und Buttermilch pürieren und darüber gießen. Je ein Drittel der Bowl mit den zweierlei Erdnüssen und der Melone garnieren.

Fruchtige Tomaten Bowl

Kalorien: 246,3 kcal | Eiweiß: 6,7 Gramm | Fett: 13,7 Gramm | Kohlenhydrate: 22,3 Gramm

Für eine Bowl benötigst Du:

50 Gramm Reis gekocht | 50 ml Tomatensaft | Oregano | 2 Tomaten | 1/2 rote Zwiebel | 1 Knoblauchzehe | 3 Oliven | 1 EL Mais | 20 Gramm Avocado | 1 EL Schnittlauch | 1 EL Pinienkerne geröstet | 1 TL Olivenöl

Zubereitung:

Den Reis in die Bowl geben und den Tomatensaft mit Oregano mischen und über den Reis gießen. Das Gemüse schneiden und jeweils ein Sechstel der Bowl damit garnieren. Mit Schnittlauch und Pinienkernen bestreuen und mit Olivenöl beträufeln.

Ideen für Bowls zum Abendessen

Alles im grünen Bereich Bowl

Kalorien: 417,5 kcal | Eiweiß: 9,8 Gramm | Fett: 18,1 Gramm | Kohlenhydrate: 51 Gramm

Für eine Bowl benötigst Du:

50 Gramm Buchweizen für 3 Stunden eingeweicht | 100 Gramm saure Sahne | 30 Gramm Grünkohl | 1 Messerspitze Ingwer | Salz und Pfeffer | 2 EL Erbsen | 40 Gramm Zucchini | 1/2 Kiwi | 1 EL Sonnenblumenkerne

Zubereitung:

Den eingeweichten Buchweizen in die Bowl geben. Saure Sahne mit Grünkohl, Ingwer, Salz und Pfeffer mixen und darüber gießen. Je ein Viertel der Bowl mit Erbsen, Zucchini, Kiwi und Sonnenblumenkernen belegen.

Absolut Rot Bowl

Kalorien: 226,3 kcal | Eiweiß: 6,5 Gramm | Fett: 3,5 Gramm | Kohlenhydrate: 40,7 Gramm

Für eine Bowl benötigst Du:

1 Tasse roter Reis gekocht | 1/2 rote Bete gekocht | 50 Gramm Joghurt | 1 Tomate | 3 Erdbeeren | 20 Gramm rote Johannisbeeren | etwas Basilikum | 1 EL Goji Beeren

Zubereitung:

Den Reis in die Bowl geben. Die rote Bete mit dem Joghurt mixen und darüber gießen. Jeweils ein Viertel der Bowl mit Tomaten, Erdbeeren, Johannisbeeren und Goji Beeren belegen und mit Basilikum garnieren.

Sesam Chicken Bowl

Kalorien: 447,4 kcal | Eiweiß: 30 Gramm | Fett: 14,9 Gramm | Kohlenhydrate: 45,3 Gramm

Für eine Bowl benötigst Du:

50 Gramm Couscous | 1 Messerspitze Ingwer gerieben | 1/2 Stange Staudensellerie gewürfelt | 50 ml heiße Brühe | 100 Gramm Hühnerbrust | 1 TL Sojasauce | 1 TL Honig | 1 EL Sesam | 1/2 Paprika gelb | 1/2 Zucchini | 1 Tomate | 1 EL Sesamöl | 1 Frühlingszwiebel

Zubereitung:

Ingwer und Staudensellerie mit dem Couscous vermengen und mit der heißen Brühe übergießen. Für 10 Minuten quellen lassen und in die Bowl füllen. Je ein Drittel der Bowl mit Paprika, Zucchini und Tomate belegen. Das Hühnchen würfeln und in Sojasauce, Honig und Sesam marinieren. Für 6 Minuten im Sesamöl knusprig braten, auf dem Gemüse verteilen und mit der gehackten Frühlingszwiebel bestreuen.

Entensuppen Bowl a la 5 Spices

Kalorien: 303,5 kcal | Eiweiß: 15,6 Gramm | Fett: 22,4 Gramm | Kohlenhydrate: 7,5 Gramm

Für eine Bowl benötigst Du:

50 Gramm Konjak Nudeln | 80 Gramm Entenbrust ohne Haut | 1/4 Möhre geraspelt | 20 Gramm Sellerie gewürfelt | 1/2 TL 5-Spices Gewürz | Salz und Pfeffer | 200 ml Hühnerbrühe | 20 Gramm feine Lauchringe | 1 EL Kokosmilch | 1 TL Erdnüsse gehackt

Zubereitung:

Die Konjak Nudeln mit heißem Wasser abspülen und in die Bowl geben. Je eine Hälfte mit Möhren und Sellerie bedecken. Die Ente in Streifen schneiden, salzen, pfeffern und mit dem 5-Spices Gewürz einreiben. In der Hühnerbrühe für 10 Minuten kochen und in die Bowl gießen. Mit Lauchringen garnieren, mit Kokosmilch verfeinern und mit den Erdnüssen dekorieren.

Kimchi Bowl

Kalorien: 124,7 kcal | Eiweiß: 5,5 Gramm | Fett: 0,8 Gramm | Kohlenhydrate: 23 Gramm

Für eine Bowl benötigst Du:

1/2 Tasse gekochter Wildreis | 80 Gramm Kimchi | 1 EL Mais | 1/2 rote Paprika gewürfelt | 1 Pak Choi in Streifen geschnitten | 2 geviertelte Rosenkohl gedünstet | 1 hart gekochtes Ei

Zubereitung:

Den Wildreis in die Bowl geben und mit Kimchi bedecken. Je ein Viertel der Bowl mit Mais, Paprika, Pak Choi und Rosenkohl bedecken und mit dem geviertelten Ei garnieren.

Gemischte Reis-Bowl

Kalorien: 587,8 kcal | Eiweiß: 6,4 Gramm | Fett: 37,1 Gramm | Kohlenhydrate: 52,8 Gramm

Für eine Bowl benötigst Du:

30 Gramm Basmati Reis gekocht | 30 Gramm Naturreis gekocht | 30 Gramm Rice Berry gekocht | 1/2 Mango | 1/2 Avocado | 1 EL Kidney Bohnen | 30 Gramm Papaya | 100 ml Kokosmilch | 1 Prise Salz | 1 Prise Kardamom | 1 Messerspitze Chili | 1 EL Koriander | 1 EL Kokosraspeln

Zubereitung:

Die verschiedenen Reissorten nebeneinander in die Bowl schlichten. Die Kokosmilch mit Salz, Kardamom, Chili und Koriander pürieren und darüber gießen. Jeweils ein Viertel der Bowl mit Bohnen, Mango, Papaya und Avocado garnieren und mit den Kokosflocken bestreuen.

Bowl mit Kassler und Bohnen

Kalorien: 381 kcal | Eiweiß: 25,2 Gramm | Fett: 18,4 Gramm | Kohlenhydrate: 26 Gramm

Für eine Bowl benötigst Du:

1/2 rote Zwiebel | 1 Knoblauchzehe | 1 TL Öl | 1 TL Paprikapulver scharf | 100 Gramm weiße Bohnen | 70 Gramm Kassler | 100 ml Brühe | etwas Majoran | Kümmel gemahlen | Pfeffer aus der Mühle | 1 EL Mais | 1 Tomate | 1 TL Liebstöckel gehackt

Zubereitung:

Zwiebel und Knoblauch hacken und im Öl goldbraun anbraten. Mit dem Paprika bestäuben und die Bohnen und das gewürfelte Kassler unterrühren. Mit der Brühe aufgießen, durchschwenken und in die Bowl füllen. Mit Majoran, Kümmel und Pfeffer würzen. Jeweils ein Drittel der Bowl mit Mais, Tomate und Liebstöckel belegen.

Bowl mit Krabben und Tahini Dressing

Kalorien: 433,2 kcal | Eiweiß: 25,6 Gramm | Fett: 19,3 Gramm | Kohlenhydrate: 36,3 Gramm

Für eine Bowl benötigst Du:

50 Gramm Quinoa | 30 Gramm Petersilienwurzel fein gewürfelt | 120 ml Wasser | Salz und Pfeffer | 60 Gramm Flusskrebse | 1/4 gelbe Zucchini | 30 Gramm Brokkoli leicht gedünstet | 2 EL Tahini | 2 EL Wasser | 1 Messerspitze Knoblauchpulver | 1 EL Petersilie gehackt | 1 TL schwarzer Sesam

Zubereitung:

Quinoa mit der Petersilienwurzel vermengen und im Wasser für 10 Minuten bei mittlerer Hitze kochen. Salzen und pfeffern, für 10 Minuten quellen lassen und in die Bowl füllen. Aus Tahini, Wasser und Knoblauch eine Marinade rühren und darüber gießen. Je ein Drittel der Bowl mit Zucchini, Brokkoli und den vermengten Sesamsamen mit Petersilie belegen.

Bowl mit Feta und Auberginen

Kalorien: 320,5 kcal | Eiweiß: 10 Gramm | Fett: 13,5 Gramm | Kohlenhydrate: 37,5 Gramm

Für eine Bowl benötigst Du:

40 Gramm Emmer | 100 ml Brühe | Salz und Pfeffer | 1 Messerspitze Piment gemahlen | 60 Gramm Auberginen | 1/2 Paprika grün | 1 Tomate | etwas Oregano | 1 EL Olivenöl | 30 Gramm Feta | 1 EL Schnittlauch | 1 EL Mandeln gehobelt

Zubereitung:

Den Emmer für 25 Minuten bei kleiner Hitze köcheln, salzen und pfeffern und mit Piment würzen und in die Bowl füllen. Das Gemüse klein schneiden und auf ein Backblech legen. Mit Olivenöl beträufeln und bei 200° Celsius für 8 Minuten backen. Jeweils ein Drittel der Bowl damit belegen und mit Oregano verfeinern. Den Feta darüber krümeln und mit Schnittlauch und Mandeln dekorieren.

Bowl mit Wild und Granatapfel

Kalorien: 487 kcal | Eiweiß: 30,3 Gramm | Fett: 17,3 Gramm | Kohlenhydrate: 41 Gramm

Für eine Bowl benötigst Du:

50 Gramm Hirse | 1 TL Tomatenmark | 1/2 TL Thymian | 100 ml Brühe | 50 ml Rotwein | Salz und Pfeffer | 100 Gramm Hirschrücken | 1 Knoblauchzehe | 1/2 rote Paprika | 1 EL Butter | 1/2 TL Rosmarin gehackt | 3 Rosenkohl halbiert | 2 EL Granatapfel | 1 EL Gin | 1 EL Walnüsse

Zubereitung:

Die Hirse mit dem Tomatenmark und Thymian für 15 Minuten bei mittlerer Hitze kochen, 10 Minuten ziehen lassen und in die Bowl füllen. Das Fleisch würfeln und zusammen mit dem gehackten Knoblauch und dem Rosenkohl in der Butter braten. Mit Rotwein aufgießen und mit Rosmarin verfeinern. Nach Bedarf salzen und pfeffern und jeweils ein Viertel der Bowl mit Fleisch, Paprika, Rosenkohl und Granatapfel belegen. Mit etwas Gin aromatisieren und mit Walnüssen verfeinern.

Miso Bowl

Kalorien: 151,7 kcal | Eiweiß: 7,7 Gramm | Fett: 5,6 Gramm | Kohlenhydrate: 16,7 Gramm

Für eine Bowl benötigst Du:

1/2 Tasse Reis ungekocht | 1 TL Miso Paste | 1 Tasse Wasser | 80 Gramm Wasserspinat | 3 Champignons | 1 EL Cashew Nüsse | 1 Tomate | 1 EL Gurke fein gewürfelt

Zubereitung:

Den Reis zusammen mit der Miso Paste im Wasser garen und in die Bowl geben. Je ein Viertel mit Wasserspinat, Champignons, Cashew Nüssen und Tomate belegen und mit der fein gewürfelten Gurke garnieren.

Bowl mit Gartengemüse

Kalorien: 365,6 kcal | Eiweiß: 8,9 Gramm | Fett: 14,6 Gramm | Kohlenhydrate: 47,3 Gramm

Für eine Bowl benötigst Du:

50 Gramm Couscous | 1 Messerspitze Ingwer gerieben | 50 ml kochende Sahne | 1/4 Möhre geraspelt | 1/2 Kohlrabi gestiftelt | 2 Radieschen in Scheiben | 30 Gramm Kürbis gedünstet | 1 TL Oregano | 1 TL Haselnüsse gehackt

Zubereitung:

Den Couscous mit Ingwer vermengen und mit der Sahne übergießen. Für 10 Minuten ziehen lassen und in die Bowl geben. Jeweils ein Viertel der Bowl mit Möhre, Kohlrabi, Radieschen und Kürbis belegen und mit Oregano und Haselnüssen bestreuen.

Bowl mit gemischtem Salat

Kalorien: 261,7 kcal | Eiweiß: 9,5 Gramm | Fett: 14,4 Gramm | Kohlenhydrate: 21,6 Gramm

Für eine Bowl benötigst Du:

30 Gramm Konjak Reis gekocht | 2 EL Joghurt | Salz und Pfeffer | 40 Gramm Kopfsalat | 20 Gramm Blattspinat | 1/4 Gurke | 1/2 rote Zwiebel | 20 Gramm Rotkohl geraspelt | 3 Chocolate Tomaten | 1 Nektarine | 20 Gramm Ziegenkäse | 1 EL Kombucha Essig | 1 EL Walnussöl

Zubereitung:

Den Konjak Reis in die Bowl geben. Joghurt mit Salz und Pfeffer würzen und darüber gießen. Den Konjak Reis mit Kopfsalat und Blattspinat beschichten. Je ein Sechstel der Bowl mit Gurke, Zwiebel gehackt, Rotkohl, Tomaten, Nektarine und Ziegenkäse belegen und mit Essig und Öl marinieren.

Taco Bowl mit Chili con Carne

Kalorien: 464,5 kcal | Eiweiß: 24,6 Gramm | Fett: 24,8 Gramm | Kohlenhydrate: 32,5 Gramm

Für eine Bowl benötigst Du:

30 Gramm Tacos | 80 Gramm Rinderhackfleisch | 1/2 rote Zwiebel | 1 Knoblauchzehe | 1 TL Tomatenmark | 1 TL Öl | 80 Gramm Tomaten | 30 Gramm Kidney Bohnen | 30 Gramm Mais | 1 Chili gehackt | Salz und Pfeffer | etwas Oregano | 1 Prise Kardamom gemahlen | 1 EL Sauerrahm | 1 EL Paprika fein gewürfelt | 30 Gramm Ananas gewürfelt

Zubereitung:

Die Tacos in die Bowl füllen. Die Zwiebel und den Knoblauch hacken und zusammen mit dem Hackfleisch und dem Tomatenmark goldbraun anbraten. Mit den Bohnen vermengen und mit Salz, Pfeffer und Oregano würzen und über die Tacos gießen. Die Bowl mit Mais, Chili, Ananas und Paprika belegen. Den Sauerrahm mit Kardamom verrühren und als Topping anbringen.

Gesunde Mac and Cheese Bowl

Kalorien: 432,9 kcal | Eiweiß: 23,7 Gramm | Fett: 22,9 Gramm | Kohlenhydrate: 30 Gramm

Für eine Bowl benötigst Du:

60 Gramm Dinkel-Nudeln gekocht | 100 ml Milch | 1 EL Frischkäse | 1 EL Butter | 50 Gramm Käse gerieben | Salz und Pfeffer | Muskat gemahlen | 1 EL Schnittlauch | 1 getrocknete Tomate gewürfelt | 1/2 Paprika gelb gewürfelt

Zubereitung:

Die Nudeln in die Bowl geben. Die Milch erhitzen und den Frischkäse und die Butter einrühren. Den Käse darin schmelzen lassen, salzen, pfeffern und mit Muskat würzen und über die Nudeln gießen. Je ein Drittel der Bowl mit Schnittlauch Tomate und Paprika garnieren.

Bowl mit Papaya und Basilikum

Kalorien: 371,5 kcal | Eiweiß: 16,8 Gramm | Fett: 15,7 Gramm | Kohlenhydrate: 38,2 Gramm

Für eine Bowl benötigst Du:

50 Gramm Couscous | 50 ml heiße Buttermilch | Salz und Pfeffer | 50 Gramm Papaya | 50 Gramm Mozzarella | 1/4 Gurke | 1/2 Bund Basilikum frittiert | 1 EL Sesam schwarz

Zubereitung:

Den Couscous mit der heißen Buttermilch übergießen, salzen, pfeffern, 10 Minuten quellen lassen und in die Bowl füllen. Je ein Fünftel mit Papaya, Mozzarella, Gurke, Basilikum und Sesam garnieren.

Grieß-Bowl mit Gorgonzola

Kalorien: 511,8 kcal | Eiweiß: 31,1 Gramm | Fett: 14,9 Gramm | Kohlenhydrate: 60,1 Gramm

Für eine Bowl benötigst Du:

3 EL Grieß | 200 ml Milch | 50 Gramm Sauerrahm | 1 TL Gorgonzola | Salz und Pfeffer | 1 Prise Kardamom gemahlen | 1 Prise Vanillezucker | 50 Gramm Weintrauben | 50 Gramm Schinken | 3 Erdbeeren | 1 EL Pistazien gehackt

Zubereitung:

Den Grieß in der Milch 4 Minuten kochen, in die Bowl füllen und 8 Minuten quellen lassen. Den Sauerrahm mit Gorgonzola pürieren, salzen, pfeffern und mit Kardamom und Vanillezucker abschmecken und darüber gießen. Je ein Viertel der Bowl mit Weintrauben, Schinken, Erdbeeren und Pistazien belegen.

Pfeffrige Bowl - Strawberry Kiss

Kalorien: 543,3 kcal | Eiweiß: 24 Gramm | Fett: 33,7 Gramm | Kohlenhydrate: 32,1 Gramm

Für eine Bowl benötigst Du:

3 EL Sojaflocken | 100 ml Buttermilch | 1 Prise Meersalz | etwas Kardamom gemahlen | 1 TL Fenchelsamen | 1/2 rote Zwiebel | 1/2 TL grüne Pfefferkörner | 60 Gramm Erdbeeren | 20 Gramm Rucola | 1 TL Leinsamen | 1 TL Kokosraspeln | 1 TL Chiliöl

Zubereitung:

Die Buttermilch mit Meersalz, Kardamom und Fenchelsamen verrühren. Die Sojaflocken in die Bowl geben und die Buttermilch darüber gießen. Die Zwiebel hacken und zusammen mit den Pfefferkörnern im Chiliöl glasig anbraten. Gleichmäßig in der Bowl verteilen. Je ein Viertel mit Erdbeeren, Rucola, Leinsamen und Kokosraspeln belegen.

Bowl mit Pilzen

Kalorien: 267 kcal | Eiweiß: 13,2 Gramm | Fett: 9,5 Gramm | Kohlenhydrate: 30,3 Gramm

Für eine Bowl benötigst Du:

1 Tasse Basmati Reis gekocht | 1/2 rote Zwiebel | 50 Gramm Pfifferlinge | 30 Gramm Champignons | 40 Gramm Austernpilze | 1 EL Speck knusprig gebraten | 1 EL Butter | Salz und Pfeffer | 1 EL Petersilie | 20 Gramm Räucherlachs | 10 Gramm Sonnenblumen Sprossen

Zubereitung:

Den Reis in die Bowl geben und gleichmäßig mit dem knusprig gebratenen Speck bedecken. Zwiebel und Pilze klein schneiden und in der Butter anbraten, salzen und pfeffern. Je ein Drittel der Bowl mit Pilzen, Räucherlachs und Sprossen belegen und mit Petersilie bestreuen.

Cremige Risotto Bowl

Kalorien: 344,9 kcal | Eiweiß: 11,1 Gramm | Fett: 20,8 Gramm | Kohlenhydrate: 22,5 Gramm

Für eine Bowl benötigst Du:

Für das Risotto:

50 Gramm Risotto Reis | 1 Schalotte | 1 EL Butter | 20 ml Weißwein | 200 ml warme Brühe | 1 Messerspitze Curry | Salz und Pfeffer | 20 Gramm Parmesan

Topping:

1/4 Avocado | 20 Gramm Heidelbeeren | 1 Feige | 1/4 rote Paprika

Zubereitung:

Alle Zutaten für das Risotto in einem Topf langsam für 30 Minuten köcheln und in die Bowl geben. Jeweils ein Viertel mit Avocado, Heidelbeeren, Feige und roter Paprika garnieren.

Frutti di Mare Bowl

Kalorien: 552 kcal | Eiweiß: 28,5 Gramm | Fett: 24,9 Gramm | Kohlenhydrate: 46,4 Gramm

Für eine Bowl benötigst Du:

100 ml Brühe | 100 ml Sahne | 50 Gramm Polenta | Salz und Pfeffer | etwas Thymian | 100 Gramm Frutti di Mare | 1 Knoblauchzehe | 1 EL Butter | 1/4 rote Paprika | 20 Gramm Fenchel geraspelt | 20 Gramm Blattspinat | 2 Cherrytomaten

Zubereitung:

Die Brühe mit der Sahne aufkochen, die Polenta einrühren, salzen und pfeffern und für 10 Minuten bei mittlerer Hitze köcheln. In die Bowl füllen. Die Meeresfrüchte mit der gehackten Knoblauchzehe in der Butter braten. Auf einer Hälfte der Bowl verteilen. Auf je einem Viertel der zweiten Hälfte Paprika, Fenchel, Blattspinat und Cherry-Tomaten verteilen.

Cajun Bowl

Kalorien: 181,9 kcal | Eiweiß: 15,7 Gramm | Fett: 1,2 Gramm | Kohlenhydrate: 25,9 Gramm

Für eine Bowl benötigst Du:

50 Gramm Reis roh | 50 Gramm Hühnerbrust | 1 TL Cajun Gewürz | 1 Messerspitze Ingwer | 120 ml Wasser | 40 Gramm Mango | 1/2 Stange Staudensellerie | 1/2 rote Paprika | 1/4 Gurke | 2 EL Joghurt | 1 Knoblauchzehe

Zubereitung:

Das Huhn würfeln und mit dem Ingwer und dem Reis im Wasser garen. In die Bowl füllen. Joghurt mit dem Knoblauch und dem Cajun Gewürz mixen und darüber gießen. Jeweils ein Viertel der Bowl mit Mango, Staudensellerie, Paprika und Gurke garnieren.

Chinesische Huhn süß-sauer Bowl

Kalorien: 401,6 kcal | Eiweiß: 24,1 Gramm | Fett: 15,5 Gramm | Kohlenhydrate: 38,6 Gramm

Für eine Bowl benötigst Du:

1 Tasse Naturreis gekocht | 100 Gramm Hühnerbrust | 1/2 rote Zwiebel | 1/4 Möhre | je 1/4 grüne und rote Paprika | 1 EL Kokosöl | 1 EL Honig | 80 ml Tomatensaft | Saft und Abrieb einer halben Limette | 1 EL Sojasauce | 1 EL Erdnüsse geröstet | 1 Frühlingszwiebel | 1 Scheibe Ananas gewürfelt | 2 EL Joghurt

Zubereitung:

Den Naturreis in die Bowl füllen. Die Ananas mit dem Tomatensaft, Joghurt, Saft und Abrieb der Limette mixen und darüber gießen. Das Huhn würfeln und die Zwiebel hacken. Im Kokosöl goldbraun braten. Mit Sojasauce und Honig abschmecken und auf eine Hälfte der Bowl geben. Die andere Hälfte mit Möhre, Paprika rot und grün, Erdnüssen und Frühlingszwiebel garnieren.

Lamm Bowl

Kalorien: 485,3 kcal | Eiweiß: 31,9 Gramm | Fett: 17,1 Gramm | Kohlenhydrate: 47,6 Gramm

Für eine Bowl benötigst Du:

50 Gramm Hirse | 100 ml passierte Tomaten | 1/2 TL Rosmarin | 1 Prise Zucker | Salz und Pfeffer | 100 Gramm Lammfilet | 1 EL Olivenöl | 1/2 roter Chicoree | 1 EL Mais | 1/4 Gurke | 30 Gramm schwarze Johannisbeeren | 1 EL Hüttenkäse

Zubereitung:

Die Hirse zusammen mit den passierten Tomaten, Rosmarin, Zucker, Salz und Pfeffer für 10 Minuten kochen und in die Bowl füllen. Das Lamm salzen und pfeffern, würfeln und im Olivenöl anbraten. Auf einer Hälfte der Bowl verteilen. Je ein Viertel der zweiten Hälfte mit Chicoree, Mais, Gurke und Hüttenkäse garnieren.

Bowl mit Röstgemüse

Kalorien: 271,8 kcal | Eiweiß: 14,9 Gramm | Fett: 13,1 Gramm | Kohlenhydrate: 21,7 Gramm

Für eine Bowl benötigst Du:

2 EL Weizenkleie | 80 ml Brühe | 1 EL Frischkäse | 1 Prise Zimt | 1 Messerspitze Chili | Salz und Pfeffer | 50 Gramm Blumenkohl | 1/4 Möhre | 1/4 Birne | 1 EL Kürbiskerne | 1 EL Kerbel gehackt | 1 Prise Kakao | Öl zum Backen

Zubereitung:

Die Weizenkleie mit der Brühe und dem Frischkäse vermengen und mit Zimt, Chili, Salz und Pfeffer würzen. Das Obst und Gemüse auf ein Backblech legen, mit Öl beträufeln und bei 200° für 10 Minuten rösten. Auf je einem Drittel der Bowl verteilen, mit Kerbel und Kakao bestreuen und mit Kürbiskernen verfeinern.

Bowl mit scharfen Nüssen

Kalorien: 312,8 kcal | Eiweiß: 17,6 Gramm | Fett: 16 Gramm | Kohlenhydrate: 22,3 Gramm

Für eine Bowl benötigst Du:

2 EL Früchtemüsli | 2 EL Hüttenkäse | 1/2 Paprika rot | 20 Gramm Rotkohl geraspelt | 1 Tomate | 20 Gramm Feldsalat | 1 EL Balsamico Essig | 1 EL Erdnüsse gehackt | 1 EL Walnüsse | 1 EL Cashew Nüsse | 1 EL Olivenöl | 2 getrocknete Chili | 1 Messerspitze Paprikapulver scharf | etwas Meersalz

Zubereitung:

Das Müsli mit dem Hüttenkäse vermengen und in die Bowl füllen. Die Nüsse vermengen und zusammen mit Chili, Paprikapulver und Meersalz im Olivenöl anrösten. Auf einer Hälfte der Bowl verteilen. Auf je einem Viertel der zweiten Hälfte Paprika, Rotkohl, Tomate und Feldsalat anrichten und mit Essig beträufeln.

Bowl mit knusprigem Schweinefleisch

Kalorien: 402,4 kcal | Eiweiß: 32,3 Gramm | Fett: 3,7 Gramm | Kohlenhydrate: 54,4 Gramm

Für eine Bowl benötigst Du:

50 Gramm Bulgur | 120 ml Brühe | Salz und Pfeffer | 100 Gramm Schweineschnitzel | 1 EL Sojasauce | 2 EL Maismehl | Öl zum Frittieren | 1/2 Kartoffel gekocht | 2 EL Mais | 1/2 Möhre geraspelt | 20 Gramm Chinakohl in Streifen

Zubereitung:

Den Bulgur für 7 Minuten kochen, salzen und pfeffern und in die Bowl füllen. Das Fleisch würfeln, in Sojasauce wenden und im Maismehl wälzen. Im heißen Fett knsuprig braten und auf einer Hälfte der Bowl verteilen. Je ein Viertel der zweiten Hälfte mit Kartoffel, Mais, Möhre und Chinakohl garnieren.

Bowl mit Grillkäse

Kalorien: 458,8 kcal | Eiweiß: 21,8 Gramm | Fett: 19,6 Gramm | Kohlenhydrate: 45,5 Gramm

Für eine Bowl benötigst Du:

50 Gramm Hirse | 120 Gramm stückige Dosentomaten | etwas Majoran | Salz und Pfeffer | 1/4 gelbe Zucchini | 1/4 grüne Zucchini | 1/4 grüne Paprika | 1/2 rote Zwiebel | 50 Gramm Halloumi | 1 EL Kapuzinerkresse gehackt | 1 EL Sonnenblumenkerne

Zubereitung:

Die Hirse für 15 Minuten bei mittlerer Hitze in den Tomaten köcheln, mit Majoran, Salz und Pfeffer würzen und in die Bowl füllen. Auf einer Hälfte Zucchini, Paprika und Zwiebel verteilen. Den Grillkäse in einer Pfanne braten, würfeln und auf der zweiten Hälfte platzieren. Mit Kapuzinerkresse und Sonnenblumenkernen garnieren.

Bowl mit Edamame

Kalorien: 289,6 kcal | Eiweiß: 5,5 Gramm | Fett: 5,9 Gramm | Kohlenhydrate: 51,8 Gramm

Für eine Bowl benötigst Du:

1/2 Tasse Buchweizen gekocht | 80 Gramm Edamame | 1/2 Apfel | 20 Gramm Spitzkohl | 30 Gramm rote Bete gekocht und gewürfelt | 1 TL Leinsamen | 1 TL Hanföl | etwas Meersalz

Zubereitung:

Den Buchweizen in die Bowl füllen. Auf einer Hälfte Edamame und den geriebenen Apfel verteilen. Auf der zweiten Hälfte den gehobelten Spitzkohl und die rote Bete platzieren. Alles mit Leinsamen, Hanföl und etwas Meersalz verfeinern.

Schnelle Matjes Bowl

Kalorien: 663,8 kcal | Eiweiß: 36,2 Gramm | Fett: 40,6 Gramm | Kohlenhydrate: 33,6 Gramm

Für eine Bowl benötigst Du:

1 Tasse Naturreis gekocht | 1 EL Frischkäse | 2 EL Sauerrahm | 1 TL Zitronensaft | 1 EL Apfelsaft | 1 TL Dill gehackt | Salz und Pfeffer | 2 Matjesfilets | 1/2 Apfel in Scheiben | 1/2 rote Zwiebel in Scheiben | 30 Gramm rote Bete gekocht und gewürfelt | 1/4 Paprika gelb in Streifen

Zubereitung:

Den Naturreis in die Bowl füllen. Aus Frischkäse, Sauerrahm, Zitronensaft, Apfelsaft, Dill, Salz und Pfeffer eine Sauce rühren und über den Reis gießen. Die Matjesfilets zusammen mit dem Apfel auf eine Hälfte der Bowl legen. Je ein Drittel der anderen Hälfte mit Zwiebel, roter Bete und Paprika garnieren.

Impressum

© Autor Sophia Klein
1. Auflage
Alle Rechte vorbehalten.
Nachdrucken, auch
auszugsweise, ausdrücklich
verboten.
Kein Teil dieses Werkes darf
ohne schriftliche
Genehmigung des Autors in
irgendeiner Form reproduziert,
vervielfältigt oder verbreitet werden.

Alle Inhalte dieses Ratgebers wurden nach bestem Wissen und Gewissen verfasst und nachgeforscht. Allerdings kann keine Gewähr für die Ausführlichkeit und Vollständigkeit der enthaltenen Informationen gegeben werden. Der Herausgeber haftet für keine nachteiligen Auswirkungen, die in einem direkten oder indirekten Zusammenhang mit den Informationen dieses Ratgebers stehen.

Covergestaltung: www.fiverr.com
Coverfoto. www.Shutterstock.com

Kontakt: Lisa Steininger
3923 Jagenbach 53
lisa.steininger95@gmx.at

48672843R00042

Printed in Poland
by Amazon Fulfillment
Poland Sp. z o.o., Wrocław